西藏阿里中药志

周平安　编著

焦　扬　整理

中医古籍出版社

图书在版编目（CIP）数据

西藏阿里中药志/周平安编著．–北京：中医古籍出版社，2014.12
ISBN 978 – 7 –5152 –0722 –3

Ⅰ．①西⋯ Ⅱ.①周⋯ Ⅲ.①中药志 – 阿里地区 Ⅳ.①R281.475.2

中国版本图书馆 CIP 数据核字（2014）第 273568 号

西藏阿里中药志

周平安 编著

责任编辑 孙志波
封面设计 韩博玥
出版发行 中医古籍出版社
社 址 北京东直门内南小街 16 号（100700）
印 刷 三河市华东印刷有限公司
开 本 710mm×1000mm 1/16
印 张 22.5
字 数 272 千字
版 次 2014 年 12 月第 1 版 2016 年 4 月第 2 次印刷
书 号 ISBN 978 – 7 –5152 –0722 –3
定 价 42.00 元

内 容 提 要

北京中医药大学东方医院周平安教授在 1975～1977 年间响应党的号召，参加援藏医疗队，在西藏阿里地区工作 2 年 9 个月。在阿里工作期间，行医之余，周平安教授还对高原药用植物进行了深入系统的研究，并整理成册。

本书即为周平安教授当年编写、整理的西藏阿里中药资源调查手稿。周教授整理的西藏阿里地区中药志分为三个部分，第一部分概述了阿里地区的中草药资源分布；第二部分分类介绍阿里常见中药的采集加工、性味功能、主治用法和用量，为中药临床应用提供依据；第三部分简要说明了阿里中药的药用价值。

作者简介

周平安，男，北京中医药大学东方医院主任医师，教授，博士生导师。我国著名呼吸病、热病、疑难病专家，享受国务院政府特殊津贴。长期担任国家中医药管理局公共卫生突发事件专家委员会专家，国家中医药管理局传染病防治专家组核心专家，北京市中医管理局甲型 H1N1 流感专家组专家，中央保健委员会第四届中央保健会诊专家。北京中医药大学名医传承博士后导师，北京市中医药薪火传承名医工作站名医，国家中医药管理局第四批全国名老中医专家学术经验继承工作指导老师，国家中医药管理局全国名老中医传承工作室名医。

周平安教授从医 50 年来，始终坚持工作在临床第一线，认为临床实效是中医的灵魂，主张中西医结合、中医药现代化。他不仅对慢性肺间质疾病、激素依赖性哮喘、慢性阻塞性肺疾病、呼吸道病毒性感染等疑难病的治疗有丰富的临床经验，还在中医急症、热病、脾胃病以及多种疑难杂病治疗上经验丰富，疗效卓著。

自　序

　　1975 年为帮助边疆少数民族地区发展医疗卫生事业，周总理亲自下达指示，派遣医疗队到祖国最艰苦的地方。是年 5 月，我们一行 50 余人组成北京医疗大队，历时几个日夜，途经新疆乌鲁木齐，奔赴世界屋脊的屋脊——西藏阿里。在名山胜水之间，开始了为期两年的巡回医疗工作。

　　阿里平均海拔 4600 米，年平均气温 0℃ 以下。高海拔的恶劣生存条件，使这里成为世界上人口密度最稀少之地。高原缺氧，氧分压只有内陆的 50%，内地人进藏，高原反应是必修的第一课，气短，乏力，行走困难，口干，恶心，食欲减退，头痛，失眠等等，通常持续数月至半年。为了让我们逐渐适应这里的环境，医疗队先在气候相对温和的普兰县政府驻地停留了一段时间。普兰县城不大，人口不足二百，当地居民淳朴而敦厚，对我们非常关怀。我在到达普兰县 3 个月后，逐渐适应了这里的环境和气候。高原反应一过，便跟随农业学大寨运动，去到农区，一边参加水渠建设，一边开展医疗工作。当时的医疗工作重点有二：一是为藏民服务，巡回医疗；二是培训当地赤脚医生，"留下一个不走的医疗队"。县委派来跟随我的藏医，名叫次仁。1976 年后，我的藏语水平提高，可以与藏民进行简单交流，被派往海拔更高的牧区。牧区人口更为稀少，路途遥远，交通不便，药材短缺，而且为了方便医生巡回医疗随身携带，从内地运来的药物多以西药为主，中药材十分缺乏。

　　藏地的植物种类很多，千百年来，藏医和藏民用它们治疗了很多疾病，但多是口口相传，没有系统地收集整理。医疗队里，我对药材辨识有一点基础，而次仁对藏药比较熟悉，又了解一些传统用法。一是为了调查药源情况，二是为了教会当地赤脚医生认药，利用道地药材为当地老百姓治病，我和次仁于1976年6月至8月期间带领当地的赤脚医生6人进山采药，既可解决进藏药材短缺的问题，又能提高当地的医疗水平。白天认药、采药，对碰见的每一味药材，无论传统中药，还是藏地的经验草药，均逐一记录；晚上在帐篷内的酥油灯下教给他们所采药材的功能主治。那时藏区的赤脚医生文化水平很低，大多未学习过汉文，有些甚至连藏文也不会书写，故所教必须简明扼要，便于记忆，一味药只要求他们记住一两句话，一个功能主治，有时为了加强疗效，也教给他们一些简单的配方。下山后，才匆忙将所采药材的形色质地、性能功效等整理下来，因此记录的每种药材的功能主治都特别简单。高原缺氧，每每健忘，反复细数多次，1977年5月于阿里军分区的信纸之上，完成了阿里地区200余味中草药的调查报告。

回到内地，已是几十年光阴荏苒，回想山中采药的幕幕情景，犹如昨日。那阿里高山深处的夜晚，住宿帐篷里火堆旁的最近处，亲切的藏民永远都会放上我的铺盖。无论晴空万里的清寒，还是皑皑白雪的湿冷，那团火光，想起便是亲人一样的温暖。我的内心里，总还想着为藏民做点什么。古稀之年，再次辑佚整理采药调查提纲，不揣粗陋，名为阿里中药志，以备后学参考。为发掘藏地药材文化，尽一份自己的力。

是为序。

前　言

2007 年北京市中医管理局开展了北京市中医药薪火传承工程，在北京中医药大学东方医院成立了周平安名医工作站；2012 年国家中医药管理局也成立了全国名老中医经验继承周平安名医工作室；2013 年北京中医药大学成立了周平安教授名医研究室。我们工作站的全体学生开展了学习、传承周平安教授学术思想和临床经验的工作。

在跟随周平安教授学习的过程中，我们发现了周教授于 20 世纪 70 年代手写整理的这本西藏阿里中药资源分布手册。1975 年周平安教授响应党的号召，积极报名参加援藏医疗队，来到了西藏阿里地区。在生活条件、医疗条件都非常艰苦的世界屋脊，他为藏族同胞送医送药，嘘寒问暖，一个人内科、外科、妇科、儿科什么病都看，小手术、接生、针灸、输液样样自己做，在两年多的时间里，他走遍了西藏阿里平均海拔 5000 米以上的山山岭岭，凭借全面高超、疗效确切的医术使无数藏民恢复了健康，赢得了所到之处居民的深深爱戴。

在艰苦行医的同时，周平安教授发现对于运输线长、交通困难的阿里，如果能够充分发挥当地中草药材的作用，可以改善当地的医疗用药条件。他在出诊的同时，随时随地采集当地可用的中药材，也注重向藏医请教，把阿里当地的药材应用于临床的防病治病中，发挥了很大的作用。

为了更好地了解阿里地区的药物资源分布，改善当地人民的医疗条件，增加用药种类，周平安教授对高原药用植物进行了深入系统的研究，详细调查了阿里地区的可应用中药资源，并整理成册。

今天我们结集出版这本手稿，既反映 20 世纪 70 年代西藏阿里地区中药资源分布的实际情况，也促使我们后学学习周平安教授时时处处为人民群众着想、克服困难、努力为人民群众服好务、为发展中医药事业而不懈努力奋斗的精神。

衷心感谢国家中医药管理局、北京市中医管理局、北京中医药大学、东方医院给予我们的大力支持！

2014 年 6 月

周平安名医工作站

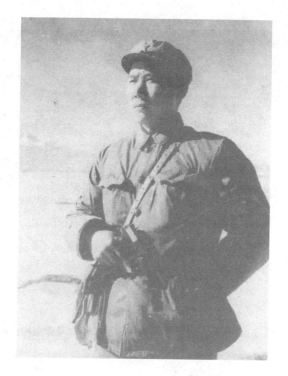

照片1　1976年春节在普兰县霍尔边防中队

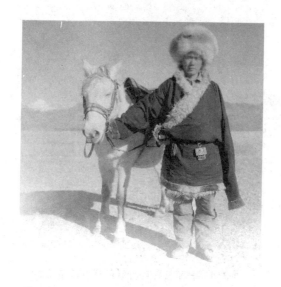

照片2　在普兰县巴格区牧区沙滩

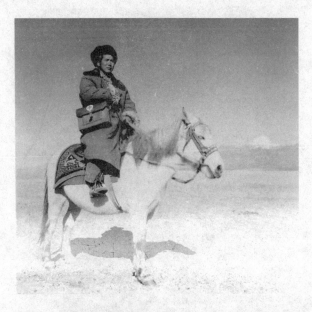

照片3 在普兰县巴格区牧区沙滩，骑白马穿藏袍出诊

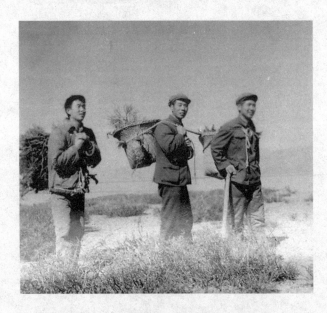

照片4 北京援藏医疗队队员在阿里采药

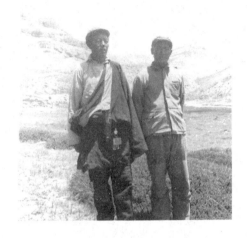

照片 5　1976 年 7 月 21 日，周平安教授入党 3 周年纪念日，
与西藏医师强巴次仁一起在阿里采药

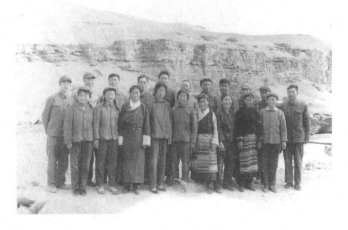

照片 6　1976 年 6 月，中央慰问团到西藏慰问时，援藏医疗队全体
成员与普兰县医院全体医护人员合影

目　　录

15

西藏阿里地区中草药药源的初步调查

前　　言

　　伟大的领袖和导师毛主席教导我们："中国医药学是一个伟大的宝库，应当努力发掘，加以提高。"在毛主席革命卫生路线的指导下，我们医疗队和阿里广大医务人员、兽防员一起，以阶级斗争为纲，狠批了卫生战线上的修正主义路线，充分认识到，我们阿里，地处祖国的西南边疆，交通困难，运输线长，坚持自力更生，利用当地中草药，进行防病治病，不仅方便群众，节约开支，尤其具有重要的战略意义。两年来，我们在第三批医疗队普查中草药的基础上，又新发现了不少中草药，进行大量采集和试用，使年年自生自灭的不被重视的中草药，在防治人畜的疾病上，正在发挥着越来越大的作用，为祖国医药宝库增添了新的光彩。如今，在阿里地区，广大赤脚医生和兽防员已开始利用中草药来防病治病了。

　　阿里地区与印度、尼泊尔接壤，处在喜马拉雅山与昆仑山之间，冈底斯山贯穿东西。全区面积36万平方公里，相当于10个台湾省，相当于河南、江苏、浙江三省，全区平均海拔4000米以上。境内有班公湖、玛旺湖、昂拉仁湖、塔热湖及狮泉河、象泉河、孔雀河等许许多多大小湖泊、河流。虽有"世界屋脊的屋脊"之称，但水源丰富，阳光灿烂，许多山峰，常年积雪。在夏季，河水奔流、湖水浩荡。尤其普兰、扎达、日土措纳等地，雨雪量充沛，气候也比较好，虽然高寒缺氧，仍有利于植物生长，因此药源相当丰富。两年来，我们对改则、措勤、扎达，特别是对普兰，进行了初步调查，访问了葛尔、日土、革吉，共采到三百多种药，现分类简述如下。

在写法上，正名之后括号中是藏语译音，下面是原植物的拉丁学名，对某些品种，其科属不同而主治用法相似者或原植物虽相同但其药用部位和主治用法不尽相同者，列入"附"之项下。

第一部分　阿里地区药源分布的情况

阿里地区的药源情况，仅就初步调查，分县概述如下：

（一）普兰县

普兰县与印度、尼泊尔接壤，处在喜马拉雅山与冈底斯山之间，境内有玛旰湖、兰戈湖、玛珠湖和孔雀河以及流入三个较大湖的许多河流。多数地区水源丰富，雨雪充沛。全县面积2200多平方公里，平均海拔4000米左右。其中孔雀河流域地势较低，形成了喜马拉雅山北麓的一个山谷，气候较好，适宜于农作物的生长，有"藏地高原小江南"之称。下游的西尔瓦生产队，亩产已跨长江。因此，药物种类多，长势好。从孔雀河上游的仁贡公社到下游的科加公社，大部地区都有大量药物生长。其中麻黄、大黄、土大黄、高山飞燕草、防风、路旁菊、阔叶老鹳草、旋复花、独活、白花岩青兰、车前草、蒲公英、紫花地丁、紫菀、菟丝子、春黄芪、细叶大戟、金针大蓟、小蓟、柴胡、山刺梨、天南星、野莨菪、阳雀花、藏茴香、萹蓄、花木通、三稞针等都可大量采集应用。其他如棋盘花、杉叶藻、兰花绿绒蒿、海绵蒲、茜草、垂枝银莲、野荞麦、虎耳草、丹参、马鞭草、猪毛菜、锯锯藤、土当归、卷柏、侧柏叶等也有一定数量的分布。

在孔雀河畔，水渠附近，潮湿草地上，蒲公英、兰石草、车前草、泽扁蕾、野薄荷、土荆芥、茵陈蒿、黄花蒿、漏芦、田旋花、打碗花、委陵菜、细叶老鹳草、辣蓼、萹蓄、地丁、花木通、野菊花、土大黄、人参果、佛手参、鸡肾草、海韭菜、水芹菜、点地梅，各种颜色的马先蒿等多有分布，可供采用。田边地埂上，还到处分布着花朵鲜艳夺目的大飞燕草。

西德鲁布地势较高，海拔4500米左右，但药物种类也很多，像紫草、野薄荷、阔叶老鹳草、翼首草、狼毒、紫参、苹叶蓼、逆阿罗、草地沙参、黄花长筒马先蒿、旱麦瓶草、翻白草、委陵菜等都有大量分布。岩川芎、土荆芥、马蔺、漏芦、草地黄精、山瓦松、高山大黄、窃衣、高山飞燕草、藏黄连、大岩白菜、假耧斗菜、贯仲、唐松草、大叶秦艽等，也有一定的分布。

太岳地势较高，海拔4500米以上，但雨量充沛，药物仍很丰富。防风、囊矩翠雀、大紫苞风毛菊、红花马先蒿、多刺绿绒蒿、紫参、丛菔、纤毛婆婆纳、毛茛等，都有大量分布。其他如雪莲花、各种龙胆、绢毛苣、光杆穷、假耧斗菜、景天三七、高山大黄、红景天、天香炉、西藏萝蒂草等分布亦有。

巴格、霍尔是普兰县的两个牧区，在冈底斯山主峰的南面，平均海拔4800米以上。两区内的很多山峰常年积雪，确系高寒缺氧之地。尽管如此，但雨量很充足，日照时间长，药物仍很丰富。这里有着其他地方少有的一些药物。在雪线附近潮湿地，有着丰富的大量的雪莲花，还有大量的在藏药中消炎最好的各种虎耳草、纤毛婆婆纳等很宝贵的药物。其他如高山大黄、角茴香、青蒿、黄花蒿、防风、土荆芥、黄花紫堇、野葱、野韭菜、萝蒂草、毛茛、连钱草、藏微紫草、白花岩青兰、藏玄参、兴安女楼菜、线叶凤毛菊、各种龙胆、大花点头菊、多种棘豆、紫参、红景天、绢毛苣、丛菔、紫菀千花、各种马先蒿、翼首草、报春花、岩川芎、路旁菊等都有大量分布。尤其巴格的雄巴公社，有非常丰富的藏黄连，可供大量采集应用。还有库尔杂、单花鸢尾、松叶沙参、高山黄华、曲枝柏、铁线草、胡黄连、冈葛尔虚如、欧角地楼、倭多（口戈）、箭堆郭郭、楼砂贝母、杜巴才尔坚、果巴等都有分布。在两区的广大牧场，非常广泛地分布着人参果、蒲公英。在兰戈湖、玛旺湖及其他沼泽地，非常广泛地生长着杉叶藻，可供大量采用。

另外，普兰县还有多种动物药，如野牛、野马、长角羊、黄羊、青羊、大头羊、狗熊、狐狸、旱獭、高原兔、草豹、狐狸、老鹰、猫头鹰、鸽子、麻雀、马、牛、羊、猪、鸡、五灵脂、蛤蚧、蜥蜴等，羊肉更是群众的日用食品。在霍尔的雪山上，还抓到了很少见的比较珍奇的雪蛙。仅玛旺湖中就有15种以上的鱼，其鱼脑石也是很好的药物。在矿物药中，有石膏、寒水石、滑石、自然铜、雄黄、云母、炉甘石、赤石脂、火硝、碱、食盐、多托罗等。初步调查全县有250多种药材。

（二）改则县

改则县是阿里地区平均海拔最高的县，高寒缺氧，气候恶劣，但是，初步调查，也有40多种药材，如青兰、紫菀、虎耳草、绳子草、棘豆、马先蒿、凤毛菊、雪莲、绿绒蒿、高山大黄、雪莲、囊距翠雀、黄芪、委陵菜、紫堇、绢毛茛、多花紫菀、筋骨草、蒲公英、龙胆、毛茛、点头菊、蚤缀、红景天、野葱等。

（三）扎达县

扎达县与印度接壤，象泉河贯穿全县，南部地区气候温和湿润，植物生长良好，药源丰富。初步调查，有近百种药材。果树中有杏和桃。萝卜和白菜等蔬菜长得很好。野生药物中，有曲枝柏、春黄芪、膜荚黄芪、手掌参、糖芥、土当归、羊齿天门冬、轮叶黄精、列当、雪莲花、各种马先蒿、逆阿落、山刺梨、麻黄、野葱、各种龙胆、紫菀、木贼、西河柳、打火草、兰石草、丛菔、紫花芥、鸡肾草、蒲公英、茜草、独行菜、问荆、假楼斗菜、大戟、紫堇棱子芹、唐古特青兰、革叶蓼、藏黄连、土大黄、粉苞苣、筋骨草、锯锯藤、纤毛婆婆纳、囊距翠雀、卷丝苦苣苔、水黄连、角茴香、大花点头菊、窦首草、报春花、船形乌头、轮叶棘豆、荞菜、紫草、结血蒿、海绵蒲、黄花紫堇、虱草花、杉叶藻、细叶草乌、芷茴香、老鹳草、茵陈蒿、车前草、野冬苋菜、花木通、丹参，还有帮之木布、甘贡木布、拍鲁、可拉马查、长古斯布、鲁芒吐蒲、研德萝、曲鲁、查刚巴、泽新伯等，更有各种虎耳草、风毛菊、虎掌草、洪连、扭连钱、楼斗菜、假紫草、藏白芷、西藏蔷薇、野及、苦荬菜等。动物药类和普兰县相同。

（四）葛尔县

在葛尔县，据调查，也有 50 多种药，分布也很广泛，如麻黄、白芷、野葱、芫荽、升麻、西河柳、紫菀、紫菀千花、打火草、红景天、兰石草、丛菔、紫花芥、蒲公英、马蔺、紫参、革叶蓼、土大黄、马勃、各种马先蒿、各种龙胆、囊距翠雀、绢毛苣、角茴香、路旁菊、翼首草、达新菊、各种绿绒蒿、各种棘豆、大蓟、结血蒿、杉叶藻、藏茴香、羌活、九眼独活、老鹳草、青活麻、车前草、花木通、绣球藤、醋溜果、阳雀花、锦鸡儿、刺蒺藜、天仙子、逆阿落、虎耳草等，同样也有可供药用的各种动物。

（五）措勒县

在措勒县，虽然北部常年积雪，但南部气候较好，河湖密布，雨雪充沛，有利于药物生长。初步调查，也有 100 多种药材。常见的像虎耳草、雪莲花、紫苏、野茛菪、阳雀花、三枝蓼、螃蟹甲、紫草、紫堇类药、野葱、仙鹤草、紫菀、重冠紫菀、马勃、各种绿绒蒿、各种龙胆、各种马先蒿、黄牡丹、杉叶藻、五灵脂、春黄芪、人参果、角蒿、灵芝、翼首草、丹参、升麻、丛菔、青活麻、苍耳子、绣球藤、高山大黄、土大黄、王不留行、华金腰子、水葫芦苗、轮叶棘豆、唐古特青兰、高山党参、大蓟、兰石草、草莓、甘松、角茴香、蒲公英、车前草、草乌、喜马拉雅紫茉莉、喜马拉雅米口袋、醋柳果、香茶菜、小叶杜鹃、北陵鸢尾、船形乌头、拳参、革叶蓼、西河柳、紫花芥等。矿物药有硼砂、硇砂、炉甘石、寒水石、石膏、阳起石等。动物药除熊胆和各种普兰县、扎达县有的药用动物外，还有麝、羚羊、斑蝥等贵重药材。其他还有甲久那布、色玛噶布、帮灿布入、杰差美多等药。

第二部分 药物种类及其作用

第一章 解表药

第一节 辛温解表药

1. 麻黄（策敦木）

Ephedrae Herba.

采集加工：9~10月挖取全草，去净泥沙。把根与枝分开切段，阴干。

性味功能：温，辛，苦。发汗，平喘，利尿。

主治用法：治风寒感冒，急慢支气管炎，哮喘，急性肾炎。

用量：0.5~2钱。

附：麻黄根

性味功能：平，甘，涩。止汗，平喘。

主治用法：治自汗，盗汗，脚汗。

用量：1~3钱。

2. 土荆芥（土荆芥）

Chenopodii Ambrosioides Herba.

采集加工：7~9月割取全草。切段，阴干。

性味功能：温，辛。祛风除湿，发汗解表，杀虫，止痒。

主治用法：伤风感冒，咽喉肿痛，驱蛔虫、钩虫。炒炭后止血，用于吐血，衄血，便血等症。

用量：1~3钱。

3. 防风（当滚那布）

Saposhnikoviae Radix.

采集加工：8~10月挖根，去净泥土、残茎。切片，晒干。

性味功能：温，辛，甘。发汗解表，祛风胜湿。

主治用法：风寒感冒，头痛无汗，关节炎。

用量：1~3钱。

4. 香薷草（蕨茹色尔布）

Elsholtziae Herba.

采集加工：9~10月割将开花的全草。切段，晒干。

性味功能：微温，辛。发汗解表，解暑化湿，利水消肿。

主治用法：伤暑感冒，头痛无汗，急性胃肠炎，腹痛吐泻，水肿。

用量：1~3钱。

5. 黄荆子 （莪卡卜尔）

Viticis negundo Fructus.

采集加工：8~10 月采收成熟果实，晒干。叶阴干。

性味功能：温，苦，辛。祛风解表，镇咳化痰，理气止痛。

主治用法：感冒，支气管炎，肠炎，胃炎。

用量：1~3 钱。

附：黄荆根、茎

性味功能：平，苦，微辛。清热止咳，化痰截疟。

主治用法：支气管炎，肝炎，疟疾。

用量：0.5~1 两。

黄荆叶

性味功能：凉，苦。清热解表，止咳化痰。

主治用法：感冒，支气管炎，肠炎痢疾，泌尿系感染。外用治湿疹，皮炎，脚癣，煎汤外洗。

用量：0.3~1 两。

6. 野葱 （日葱）

Allii prattii Herba.

采集加工：6~8 月挖取全草。鲜用或阴干用。

性味功能：温，辛。发汗解表，温中健胃。

主治用法：伤风感冒，慢性胃炎，消化不良。

用量：3~5 钱。

7. 芫荽（乌苏）

Coriandri Herba.

采集加工：6~8月割取全草，去净泥沙，切段，晒干。

性味功能：微温，辛。解表透疹，健胃。

主治用法：疹不透发，感冒无汗，消化不良，食欲不振。

用量：1~3钱。

8. 西河柳（温木卜）

Tamaricis Cacumen.

采集加工：开花前割取当年生嫩枝叶，切段，阴干。

性味功能：平，甘。发汗透疹，解毒，疏风。

主治用法：感冒，麻疹不透，关节炎。煎汤外洗治风疹瘙痒，皮癣。

用量：1~3钱。

9. 白菜根芽

采集加工：10月采收大白菜，取根茎及嫩芽，鲜用。

性味功能：温，甘。发汗解表。

主治用法：治伤风感冒。

用量：3~5棵。

10. 紫苏（兴帕夏噶）

Perilla frutescens（L.）Britt. var. arguta（Benth.）Hand. – Mazz.

采集加工：7~9月花将开时割取全草。切段，晒干。

性味功能：温，辛。散寒解表，理气宽中。

主治用法：风寒感冒，头痛，咳嗽，胸腹胀满。

用量：1~3钱。

附：紫苏叶

Perillae Folium.

采集加工：于6~8月间当花将开，叶正茂盛时，摘取叶片阴干。

性味功能：温，辛。发表散寒。

主治用法：风寒感冒，鼻塞头痛，咳喘，鱼蟹中毒等。

用量：1~3钱。

紫苏梗

Perillae Caulis.

采集加工：6~8月采收者为"嫩苏梗"，9月与紫苏子同时采收者为"老苏梗"。将打下叶子和种子后剩下的主茎切成短段入药。紫苏梗以嫩者为佳。

性味功能：温，辛。理气宽胸，解郁安胎。

主治用法：胸闷不舒，气滞腹胀，妊娠呕吐，胎动不安。

用量：1~3钱。

紫苏子

Perillae Fructus.

采集加工：果实成熟时，割取全草或果穗，阴干，打落果实，除去杂质，即得。

性味功能：温，辛。降气定喘，止咳化痰，利膈宽肠。

主治用法：咳嗽痰多，气喘，胸闷呃逆。

用量：1~3钱。

11. 苍耳子（蕨策尔）

Xanthii Fructus.

采集加工：8~9月，果实成熟时采收，去杂质晒干。全草6~7月采割。

性味功能：温，苦，辛，甘。有小毒。发汗通窍，散风祛湿，消炎镇痛。

主治用法：

苍耳子：感冒头痛，慢性鼻窦炎，副鼻窦炎，疟疾，风湿性关节炎。

用量：1~3钱。

苍耳草：子宫出血，深部脓肿，麻风，皮肤湿疹。

用量：1~2两。

12. 白芷（八朗加瓦）

Angelicae Dahuricae Radix.

采集加工：8~9月挖根，去尽茎、叶、须根及泥沙。切片，晒干。

性味功能：温，辛，微苦。发散风寒，燥湿止痛，芳香通窍，活血排脓。

主治用法：风寒感冒，前额头痛，鼻窦炎，牙痛，痔漏便血，白带，痈疖肿毒，烧伤。

用量：1~3钱。外用适量。

第二节　辛凉解表药

1. 野薄荷（古尔蒂）

Mentha arvensis.

采集加工：7~9 月割取地上部分。切段，阴干。

性味功能：凉，辛。宣散风热，清利头目，解郁透疹。

主治用法：外感发热，麻疹不透，急性结膜炎，急性乳腺炎。

用量：1~3 钱。

2. 柴胡（思惹色尔布）

Bupleuri Radix.

采集加工：7~9 月挖取根部，洗净，切片，晒干。生用或醋炒用，或全草用。

性味功能：微寒，苦。和解退热，疏肝调经，升举阳气。

主治用法：风热感冒，上呼吸道感染，疟疾，肝炎，胆道感染，胆囊炎，月经不调，脱肛等。

用量：1~3 钱。

附：异叶柴胡（罗马切微思惹色尔布）

Bupleurum jucundum kurz.

采集加工、性味功能、主治用法均同柴胡。

3. 白花岩青兰（那巴红连）

Dracacephalum rupestre Hance var. albiflorum Schischk.

采集加工：7~8 月割取地上部分，洗净泥沙。切段，阴干。

性味功能：凉，辛。发散风热，清肝凉血。

主治用法：风热感冒，肝炎，高血压病，腹胀满等。

用量：1~3 钱。

4. 岩白菜

Bergenia Herba.

采集加工：7~8 月割取地上部分，洗净，晒干。

性味功能：凉，辛。解表、清热，镇咳止血，调经。

主治用法：感冒发热，肺结核咳嗽、咯血，吐血，衄血，便血，肠炎，痢疾，功能性子宫出血，白带，月经不调。外用治黄水疮。

用量：1~3 钱。外用适量，捣烂用鸡蛋清调敷患处。

5. 升麻（甲恣独罗）

Cimicifugae Rhizoma.

采集加工：9~10 月采挖根茎，去地上部分，洗净，晒至八成干，火燎去须根，晒干。

性味功能：微寒，甘，辛，微苦。升阳散风，解毒透疹。

主治用法：风热头痛，喉痛，口疮，麻疹，斑疹不透，胃火牙痛，久泻脱肛，子宫脱垂，崩漏等。

用量：1~3 钱。

6. 扁芒菊（冈博）

Waldheimia tridactylites Kar. et Kir.

采集加工：7~8月采集全草。洗净，晒干。

性味功能：寒，辛，苦。清热解表。

主治用法：防治流行性感冒，普通感冒，治疗上呼吸道感染，气管炎。

用量：1~3钱。

第二章　泻下药

1. 大黄（峻）

Rhei Radix etRhizoma.

采集加工：9~10月挖取根茎。洗净泥土，切片，阴干。生用或炒用。

性味功能：寒，苦。泻热通便，行瘀破积。外敷消肿清火。

主治用法：实热便秘，食积停滞，腹痛，痢疾，急性阑尾炎，急性传染性肝炎，急性结膜炎，血瘀闭经，癥瘕，牙痛，衄血等。外用治烧烫伤，化脓性皮肤病，痈肿疮疡等。

用量：1~4钱。

2. 高山大黄（曲玛子）

Rheum nobile Hook f. Et Thoms.

采集加工、性味功能、主治用法均同大黄。

3. 土大黄（肖杜）

Rumicis Obtusifolii Radix.

采集加工：8~10月挖根，洗净，切片，晒干。

性味功能：寒，苦，酸，有小毒。清热解毒，止血化瘀，通便杀虫。

主治用法：衄血，急慢性肝炎，肺结核，功能性子宫出血，血小板减少性紫癜，肛门周围炎，便秘等。外用治外痔，急性乳腺炎，黄水疮，疖肿，顽癣，秃疮，脂溢性皮炎，疥疮等。

用量：3~5钱，鲜品1~2两。外用适量，煎洗或研面醋调敷或鲜品捣烂敷。

4. 朴硝

Natrii Sulfas.

采集加工：取天然产的不纯土硝，加水溶解，放置，使杂物沉淀，过滤，滤液加热浓缩，放冷析出结晶，取出晾干。

性味功能：寒，咸，苦。泻热通便，润燥软坚。

主治用法：实热积滞，大便燥结。外用治急性结膜炎，口疮，咽炎，痔疮肿痛等。

用量：1~3钱，外用适量。

第三章　利尿逐水药

1. 茵陈蒿（岳琼）

Artemisiae Scopariae Herba.

采集加工：4～6 月采集幼苗。洗净，阴干。

性味功能：微寒，苦，辛。清热利湿，利胆退黄。

主治用法：急慢性传染性肝炎，胆囊炎。

用量：3～10 钱。

2. 萹蓄（蒺舒萨）

Polygoni avicularis Herba.

采集加工：7～8 月采集全草。洗净，切片，晒干。

性味功能：平，苦。清热利尿，解毒驱虫。

主治用法：泌尿系感染，结石，肾炎，肝炎，痢疾，蛔虫病，蛲虫病，皮肤湿疮等。

用量：3～5 钱。

3. 戟叶石韦（渣贝筝瓦）

Lepisarus Waltonii Ching.

采集加工：全年可采，洗净晒干。

性味功能：凉，苦，甘。利尿排石，清热泻肺，平喘止血。

主治用法：肾炎水肿，泌尿系感染、结石，慢性气管炎，哮喘，肺脓疡，咽喉炎，咯血，衄血，尿血。

用量：2～5钱。

4. 滑石（九康）

Talci Pulvis.

采集加工：为天然矿石，挖采后，去净泥土及杂质。

性味功能：寒，甘。清热解暑，利尿渗湿。外用收敛祛湿。

主治用法：暑热烦渴，水泻热痢，泌尿系感染等。外用治湿疹，痱子。

用量：3～5钱，外用适量。

5. 车前草（塔然木）

Plantaginis Herba.

采集加工：6～8月采集全草。洗净，晒干。

性味功能：寒，甘。清热利尿，祛痰止咳，凉血明目。

主治用法：泌尿系感染、结石，肾炎水肿，肠炎痢疾，急性肝炎，支气管炎，急性结膜炎等。

用量：3～5钱。

6. 车前子

Plantaginis Semen.

采集加工：9～10月果实成熟时剪取果穗，晒干，打下种子，去净杂质。

性味功能：寒，甘。利水通淋，清热止泻，滋阴益肾。

主治用法：泌尿系感染、结石，肾盂肾炎，肠炎痢疾，急性结膜炎。

用量：3～5钱。

7. 野冬苋菜（涧巴）

Malva verticillata L.

采集加工：8～9月采集全草。洗净，切段，晒干。

性味功能：温，甘淡。利尿渗湿，解毒。

主治用法：肾炎水肿，疮疖肿毒等。

用量：2～4钱。

8. 花木通（一朾噶尔布）

Clematidis pseudopogonandrae Caulis.

采集加工：8～10月采收茎藤，刮去外皮，切片，晒干。

性味功能：寒，苦。清热利尿，通经下乳。

主治用法：泌尿系感染，肾炎水肿，闭经，乳汁不通等。

用量：1～3钱。

附：绣球藤（金木噶尔布）

Clematis montan Buch. – Ham.

采集加工、性味功能、主治用法均同花木通。

9. 蜀葵（哈罗玛尔布）

Althaea rosea Cav.

采集加工：8～9月将近枯萎的花摘下，晒干，打出种子，去净杂质。

性味功能：微寒，甘。清热利尿，解毒排脓。

主治用法：急性尿道炎，尿路结石，急性胃肠炎，子宫颈炎，赤白带下，咽炎。

用量：1~3 钱。

10. 水葫芦苗（区儒白拉）

Halerpestes cymbalariae Herba.

采集加工：7~9 月采集全草。洗净，晒干。

性味功能：寒，甘淡。利水消肿，祛风除湿。

主治用法：各种水肿，关节炎。

用量：5 分~2 钱。

11. 鹅首马先蒿（朗舒美多）

Pedicularis chenocephala Diels.

采集加工：7~8 月采花。晒干。

性味功能：温，甘，涩。利尿平喘，益阴止痛。

主治用法：各种水肿，气喘，骨髓炎，营养不良。

用量：0.5~1 钱。

12. 点地梅（噶蒂慕布）

Androsaces coccinea Herba.

采集加工：6~7 月采集全草。洗净，晒干。

性味功能：寒，苦。利水消肿，清热解毒。

主治用法：热性水肿，扁桃体炎，咽炎，喉炎，急性结膜炎，跌打损伤等。

用量：1~3 钱。

13. 大戟（塔尔奴）

Euphorbiae pekinensis Radix.

采集加工：7~9 月挖根，去茎苗须根，洗净，切片，晒干。

性味功能：寒，苦。有大毒。泻水消肿，逐痰散结，通利大小便。

主治用法：肾炎水肿，血吸虫病肝硬化，结核性腹膜炎引起的腹水，胸水，痰饮积聚；外用治疗疮疖肿。

用量：0.5～1钱，或研面冲服。外用鲜叶适量，捣烂敷患处。本品反甘草。

附：小叶大戟（塔奴罗马琼瓦）

采集加工、性味功能、主治用法均同大戟。

14. 蚤缀（蚤缀）

Arenariaserpyllifolia L.

采集加工：7～8月采集全草。洗净，晒干。

性味功能：寒，苦。消炎利水，通乳散结，清热明目。

主治用法：尿路结石，急慢性膀胱炎，乳汁不足，肺结核，急性结膜炎，咽喉痛，麦粒肿。

用量：2～8钱。

15. 喜马拉雅紫茉莉（八朱）

Mirabilis himalaicae Herba.

采集加工：8～9月挖根。洗净，切段，晒干。

性味功能：温，甘，微辛。补肾益脾，利水。

主治用法：肾炎水肿，泌尿系感染。

用量：1～3钱。

第四章　祛风湿药

1. 独活（朱噶尔）

Angelicae Pubescentis Radix.

采集加工：9～11月挖根。洗净，切片，晒干。

性味功能：温，辛，苦。祛风胜湿，散寒止痛。

主治用法：风寒头痛，风湿性关节炎，腰腿痛，痈疮肿毒。

用量：1～3钱。

2. 秦艽（蓟介）

Gentianae Macrophyllae Radix.

采集加工：8～10月挖根。洗净，切片，晒干。

性味功能：平，苦，辛。祛风除湿，舒筋止痛，退虚热。

主治用法：风湿性关节炎，类风湿关节炎，肺结核低热盗汗，传染性肝炎等。

用量：1～3钱。

附：大叶秦艽（蓟蕨噶尔布）

Gentianamacrophylla Pall.

采集加工、性味功能、主治用法均同秦艽。

3. 阔叶老鹳草（米满）

Geranium nepalense Sweet.

采集加工：7～10月果实将熟时，割取全株。洗净，晒干。

性味功能：平，苦，微辛。祛风湿，强筋骨，通经活络，清热止泻。

主治用法：风湿性关节炎，跌打损伤，坐骨神经痛，急性胃肠炎，痢疾，月经不调，疱疹性角膜炎等。

用量：3～5钱。

附：长嘴老鹳草（米满琼瓦扔）

Geranium Sp.

采集加工、性味功能、主治用法均同老鹳草。

4. 骨碎补（白江热惹）

Drynariae Rhizoma.

采集加工：8～10月挖根茎。洗净去毛，晒干。

性味功能：温，苦。补肾壮骨，祛风通络，活血止痛。

主治用法：跌打损伤，筋骨疼痛，骨折瘀血，风湿性关节炎，肾虚久泻，耳鸣，牙痛等。

用量：1～3钱。

5. 青活麻（萨布）

Urticae macrorrhizae Herba.

采集加工：6～9月采集全草。切段，晒干。

性味功能：温，苦，辛。有小毒。祛风胜湿，活血解痉。

主治用法：风湿性关节炎，产后抽风，小儿惊风，毒蛇咬伤，荨麻疹等。

用量：1~3钱。

附：花叶活麻（萨布罗马逆锦）

Urticatriangularis Hand. – Mazz.

采集加工、性味功能、主治用法均同清活麻。

6. 豹骨（色瑞）

Os Pardi.

采集加工：全年皆可猎捕。去净皮肉筋膜，阴干。

性味功能：温，辛，甘。搜风镇惊，强筋骨，止痛。

主治用法：关节筋骨疼痛，四肢不利，腰膝无力。

用量：3~6钱。一般作为丸药或酒剂。

7. 金莲花（墨妥色尔布）

Trollii Flos.

采集加工：6~8月开花时，割取全草。洗净，切段，晒干。

性味功能：温，苦。散寒发汗，通经活络。

主治用法：风寒感冒，风湿性关节炎，淋巴结结核。

用量：1~3钱。

8. 高山飞燕草（罗者唐伍）

Delphinium SP.

采集加工：7~8月割取全草。洗净，晒干。

性味功能：温，辛。祛风镇痛，杀虫治癣。

主治用法：风湿性关节炎。

用量：1～3钱。

9. 草乌（滚阿那布）

Aconiti kusnezoffii Radix.

采集加工：9～10月挖取根块，洗净，晒干。需进一步炮制。

性味功能：温，辛。有大毒。搜风通痹，祛湿开痰，麻醉。

主治用法：风湿性关节炎，类风湿关节炎，大骨节病，半身不遂，手足拘挛，坐骨神经痛，跌打肿痛，胃腹冷痛；生草乌外用治牙痛，痈疽未溃，疔疮初起，并作表面麻醉用。

用量：0.5～2钱。

内服反半夏、瓜蒌、贝母、白及、白敛。

附：细叶草乌（傍阿那布罗马察瓦）

采集加工、性味功能、主治用法均同草乌。

10. 柳

采集加工：5～6月采柳芽、嫩枝、叶。切段，晒干。

性味功能：寒，苦。散风祛湿，利尿。

主治用法：风湿性关节炎，肝炎。

用量：1～3钱。

11. 高山党参（陆独多杰）

Codonopsis alpina Nannf.

采集加工：7～9月采集带根全草。去净杂质，切段，晒干。

性味功能：微寒，甘，辛。祛风胜湿，解毒消肿。

主治用法：风湿性关节炎，疮疖肿痛。

用量：1～3钱。

12. 西藏蔷薇

Rosa multiflora Thunb.

采集加工：6～7月采收花、叶。8～10月挖根摘果。洗净，鲜用或晒干。

性味功能：

根：平，苦，涩。祛风活血，调经固涩。

叶：寒，苦。清热解毒。

花：寒，苦，涩。清暑解渴，止血。

果：温，酸。祛风湿，利关节。

主治用法：

根：风湿关节痛，跌打损伤，月经不调，白带，遗尿。外用治烧烫伤，外伤出血。用量：0.5～1两。

叶：外用治痈疖疮疡。根皮、叶外用适量，鲜品捣烂或干品研粉敷患处。

花：暑热胸闷，口渴，吐血。用量：1～3钱。

果：风湿关节痛，肾炎水肿。用量：1～3钱。

第五章 温里药

1. 藏茴香（郭乌）

Cari Fructus.

采集加工：8～10月种子成熟时割取全株，晒干，打下种子，去尽杂质。

性味功能：温，微辛。芳香健胃，理气止痛。

主治用法：胃痛，腹痛，小肠疝气等症。

用量：1～3钱。

2. 喜马拉雅东莨菪（唐春木那布）

Anisodus luridus Link et Otto.

采集加工：9～11月挖根。洗净，切片，晒干。

性味功能：温，苦。有大毒。解痉止痛。

主治用法：胃痛，胆绞痛，急慢性胃肠炎。

用量：1～3分。

注意：服药过量后，口干舌燥，面颊潮红，心跳加快，瞳孔散大，昏迷等中毒症状，须立即洗胃，灌服黄土澄清液或冷稀粥；同时注射毛果芸香碱，输液及其他对症治疗。心脏病、心力衰竭者忌服。

附：喜马拉雅东莨菪花（唐春木那布美多）

采集加工：7~8月采集将开的花，阴干。

性味功能：温，苦。有大毒。解痉止痛，除风祛湿，平喘镇咳，麻醉。

主治用法：急性胃肠炎，胃痛，风湿痛，支气管哮喘，慢性支气管炎，手术麻醉。

用量：1~2分。水煎服，酊剂，流浸膏服。

3. 天仙子（唐春木朗唐哉）

Hyoscyami Semen.

采集加工：8~9月果实成熟时，割取全株。晒干，打出种子。去净杂质。

性味功能：温，苦。有大毒。解痉镇痛，止咳平喘，安神。

主治用法：胃肠痉挛，腹泻，咳嗽，哮喘，癔病，癫狂。外用治痈肿疮疖，龋齿痛。

用量：0.1~2分。外用适量。

禁忌：心脏病患者及孕妇忌服。

注意：内服过量则中毒。出现口渴，咽喉灼热，皮肤潮红，瞳孔散大，视物模糊，兴奋，烦躁不安，说胡话，严重者可因呼吸中枢麻痹而死亡。解救方法：立即洗胃，导泻，大量饮糖水或皮下注射毛果芸香碱10毫克，半小时一次，至口腔转湿润为止。如呼吸中枢抑制时，用呼吸兴奋剂并保暖，必要时给氧或行人工呼吸。

4. 伏龙肝（它布沙此玛）

采集加工：将灶心的黄土取下，刮去焦里部分及杂质。

性味功能：温，辛。温中燥湿，止吐止血。

主治用法：呕吐反胃，虚寒泄泻，吐血，衄血，尿血，便血，崩漏。

用量：5~10钱。

5. 野韭菜

采集加工：7~9月挖取根及全草。洗净，晒干。

性味功能：温，辛，甘。温中健脾，消炎止痢。

主治用法：慢性胃炎，消化不良，肠炎，痢疾。

用量：3~5钱。

第六章　芳香化湿药

1. 青蒿（砍巴）

Artemisiae Annuae Herba.

采集加工：6~7月开花前割取全草。晒干，切段。

性味功能：寒，苦。解暑化湿，清热除蒸。

主治用法：暑邪发热，阴虚发热，疟疾，骨蒸劳热。

用量：1~3钱。

2. 黄花蒿（堪琼色尔布）

Artemisiae annuae Herba.

采集加工：6~8月采集茎叶，切段，晒干。

性味功能：寒，苦。清热凉血，解暑除蒸。

主治用法：结核病潮热，疟疾，伤暑低热无汗。烧烟灭蚊。

用量：1~3钱。

第七章　清热药

第一节　清热解毒药

1. 三颗针（介尔巴）

Berberidis Radix.

采集加工：9～10月挖根，洗净，剥皮，分别切片，晒干。

性味功能：寒，苦。清热燥湿，泻火解毒。

主治用法：急慢性肠炎，痢疾，黄疸，肝硬化腹水，泌尿系感染，急性肾炎，扁桃体炎，口腔炎，支气管炎，肺炎。外用治中耳炎，结膜炎，外伤感染。

用量：3～5钱，外用适量。

2. 蒲公英（库尔杜）

Taraxaci Herba.

采集加工：7～8月采全草连根，洗净，晒干。

性味功能：寒，甘，苦。清热解毒，消痈散结。

主治用法：上呼吸道感染，急性扁桃体炎，咽喉炎，眼结膜炎，流行性腮腺炎，急性乳腺炎，胃炎，肠炎，痢疾，肝炎，胆囊炎，急性阑尾炎，泌尿系感染，盆腔炎，痈疖疔疮。

用量：3～8钱，鲜品1～2两。外用鲜品适量。

3. 菥蓂（哲噶）

Thlaspi Herba.

采集加工：7～9 月割取带果实的全草。晒干。

性味功能：微寒，苦。清热解毒，消肿排脓。

主治用法：急性阑尾炎，肺脓疡，疮痈肿痛，消化不良，关节肿痛。用种子治咳嗽、肾炎、淋病。

用量：3～10 钱。

4. 紫花地丁（紫花地丁）

Violae Herba.

采集加工：6～9 月采集全花。洗净，晒干。

性味功能：寒，苦。清热解毒，凉血消肿。

主治用法：疮疖痈肿，丹毒，乳腺炎，目赤肿痛，咽炎，黄疸型肝炎，肠炎，痢疾，毒蛇咬伤。

用量：5～10 钱，外用适量，鲜品捣烂敷患处。

5. 马蔺（哲玛）

Iris lactea Pall. var. chinensis Koidz.

采集加工：

花：6 月开放时摘取，阴干。

种子：在果实成熟下采下，取出种子，除去杂质，晒干。

根：在 8～10 月挖取，洗净，切段，晒干。

性味功能：

花：凉，咸，苦。

种子：平，甘。

根：苦，涩，平。

均有清热解毒、利尿、止血作用。

主治用法：

花：吐血、咯血、衄血、咽喉肿痛、泌尿系感染；外用治痈疖疮疡，外伤出血。

种子：吐血、衄血，功能性子宫出血，急性肝炎，骨结核，疝痛。外用治痈肿，外伤出血。

根：急性咽炎、传染性肝炎，痔疮、牙痛。

用量：花，0.5~1.5 钱，种子、根，1~3 钱。

6. 紫参（榜然木罗玛琼瓦）

Rubia yunnanensis Diels.

采集加工：8~10 月挖根，洗净，切片，晒干。

性味功能：寒，苦。有小毒。清热解毒，凉血止血。

主治用法：肝炎，肠炎，痢疾，口腔炎，牙龈炎，气管炎，痔疮出血，子宫出血，痈疖肿毒，外用治火烫伤。

用量：1~5 钱。外用适量，用醋磨汁捈患处。

附：革叶蓼（榜然木罗马切瓦）

Polygonum coriaceum Sam.

采集加工、性味功能、主治用法均同紫参。

7. 藏黄连（黄连）

Lagotis SP.

采集加工：7~9 月采集带根全草。洗净，切段，晒干。

性味功能：寒，苦。清热解毒，平逆降压。

主治用法：急慢性肝炎，胆囊炎，高血压。

用量：1～2钱。

附：洪连

采集加工、性味功用、主治用法同藏黄连，可代藏黄连用。

8. 山萩（扑芒尕握）

Anaphalis margaritacea（Linn）Benth. et Hook. f.

采集加工：8～9月采集带根全草。洗净，切段，晒干。

性味功能：凉，苦。清热解毒，消炎止痢。

主治用法：肠炎痢疾，淋巴管炎，淋巴结结核，乳腺炎，气管炎等。

用量：1～3钱。

9. 辣蓼（悠悠萨曾）

Polygoni Hydropiperis Herba.

采集加工：6～10月采集全草。洗净，切段，晒干。

性味功能：凉，辛。祛风利湿，散瘀止痛，清热解毒，杀虫止痢。

主治用法：痢疾，胃肠炎，风湿性关节炎，跌打肿痛，功能性子宫出血。外用治毒蛇咬伤，皮肤湿疹。

用量：0.5～1两。外用适量，煎水洗。

10. 乌奴龙胆（冈噶琼）

Gentianae urnulae Herba.

采集加工：7～9月采集全草。洗净，晒干。

性味功能：寒，苦。清热解毒，止泻。

主治用法：流行性感冒发热，咽喉肿痛，黄疸，热性腹泻等。

用量：1~2钱。

11. 粉苞苣（杂赤咸巴）

Ixeris gracilis Herba.

采集加工：7~8月采集全草。洗净，晒干。

性味功能：寒，苦。清热解毒，消炎止痛。

主治用法：黄疸型肝炎，结膜炎，疖肿等。

用量：2~4钱。

12. 筋骨草（基独噶尔布）

Ajuga Herba.

采集加工：5~6月花开时，采集全草。洗净，鲜用或阴干用。

性味功能：寒，苦。清热解毒，利尿通淋，凉血降压。

主治用法：上呼吸道感染，扁桃体炎，咽喉炎，支气管炎，肺炎，肺脓疡，胃肠炎，肝炎，阑尾炎，泌尿系感染，尿路结石，乳腺炎，急性结膜炎，高血压。外用治跌打损伤，外伤出血，痈疖疮疡，烧烫伤，毒蛇咬伤。

用量：0.5~2两。外用适量，捣烂敷患处。

13. 锯锯藤（桑悆噶尔布）

Galium spurium L.

采集加工：6~8月采集全草。洗净，切段，晒干。

性味功能：凉，苦，辛。清热解毒，利尿止血，活血通络。

主治用法：感冒，急性阑尾炎，泌尿系感染，水肿，牙龈出血，痛经，崩漏，白带，筋骨疼痛，癌症，白血病。外用治乳腺炎初起，痈疖肿毒，跌打损伤。

用量：1~2两。外用适量，鲜品捣烂敷或绞汁涂患处。

14. 马鞭草（马鞭草）

Verbenae Herba.

采集加工：7~9月割取全草。洗净，切段，晒干。

性味功能：寒，苦。清热解毒，截疟杀虫，利尿消肿，通经散瘀。

主治用法：疟疾，血吸虫，丝虫病，感冒发热，急性胃肠炎，细菌性痢疾，肝炎，肝硬化腹水，肾炎水肿，尿路感染，阴囊肿痛，月经不调，血瘀经闭，牙周炎，白喉，咽喉肿痛。外用治跌打损伤，疔疮肿毒。

用量：0.5~1两。外用适量，鲜品捣烂敷患处。

15. 委陵菜（鞠赤雅巴）

Potentillae Chinensis Herba.

采集加工：6~8月苗出尚未抽茎时割取全草。洗净，切段，晒干。

性味功能：平，甘，微苦。清热解毒，止血止痢。

主治用法：急慢性痢疾，急慢性肠炎，吐血，便血，功能性子宫出血，风湿性关节炎，咽喉炎，百日咳。外用治外伤出血，痈疖肿毒。

用量：3~5钱。外用适量，鲜品捣烂敷患处。

16. 马勃（帕瓦郭郭）

Lasiosphaera calvatia.

采集加工：7~9月采集子实体。晒干。

性味功能：平，辛。清热解毒，利咽，止血。

主治用法：扁桃体炎，咽炎，喉痹，吐血，衄血，咯血。外用治外伤出血，痔疮出血，冻疮。

用量：1~2钱。外用适量敷患处。

17. 马先蒿（露茹慕布）

Pedicularisresupinatae Herba.

采集加工：8~9月采花。晒干。

性味功能：寒，苦。清热解毒，燥湿。

主治用法：食物中毒，胃及十二指肠溃疡，热性腹泻。

用量：1~2钱。

18. 地耳草（大兀色尔布）

Hyperici Japonici Herba.

采集加工：7~9月采集全草。洗净，切段，晒干。

性味功能：凉，甘，微苦。清热解毒，消肿散瘀，渗湿利水。

主治用法：急慢性肝炎，早期肝硬化，阑尾炎，眼结膜炎，扁桃体炎。外用治痈疖肿毒，带状疱疹，毒蛇咬伤，跌打损伤。

用量：鲜用1~2两，干用0.5~1两。外用适量，鲜品捣烂敷患处。

19. 纤毛婆婆纳（八夏噶）

Veronicae ciliatae Herba.

采集加工：7～9月采集全草。洗净，切段，晒干。

性味功能：寒，苦，涩。清热解毒，祛风利湿。

主治用法：肝炎，胆囊炎，风湿病，荨麻疹等。

用量：1～3钱。

20. 囊距翠雀（甲果贝）

Delphinium brunnonianumRoyle.

采集加工：7～9月采割全草。洗净，切段，晒干。

性味功能：寒，苦，涩。凉血解毒，祛风止痒。

主治用法：流行性感冒，皮肤痒疹，蛇咬伤等。

用量：1～2钱。

21. 红马蹄草（卜苏杭竹古绚巴）

Hydrocotyle Nepalensis Hook.

采集加工：6～9月采集全草。洗净，晒干。

性味功能：寒，苦。清热解毒，消食和胃。

主治用法：急性赤白痢疾，急性肠炎，传染性肝炎，肺热咳嗽，疮痈肿毒等。

用量：3～5钱。

22. 伞梗虎耳草（松木蒂）

Saxifraga pasumensis Marq. et Shaw.

采集加工：7～9月采集全草。洗净，晒干。

性味功能：凉，苦。清热解毒，清利肝胆。

主治用法：传染性肝炎，胆囊炎，风热感冒。

用量：1～3钱。

附：匙叶虎耳草（送木皆蒂达）

其采集加工、性味功能、主治用法均同伞梗虎耳草。

23. 虎耳草（棒金噶尔布）

Saxifragae Herba.

采集加工：7～8月采集全草。洗净，晒十。

性味功能：寒，苦。清肺止咳平喘，解毒消炎。

主治用法：感冒发热，气管炎，肺炎咳嗽气喘。外用治中耳炎，耳郭溃烂，疔疮，湿疹。

用量：3～5钱。外用鲜品适量，捣烂外敷。

24. 天香炉（天香炉）

Osbechiae Herba.

采集加工：7～9月采集全草。洗净，晒干。

性味功能：平，淡。清热解毒，利湿止痢。

主治用法：肠炎，痢疾，阑尾炎，牙龈炎等。

用量：3～5钱。

25. 漏芦（布噶尔慕拉咸巴）

Rhopontici Radix.

采集加工：8～10月挖根。洗净，切片，晒干。

性味功能：寒，苦，咸。清热解毒，排脓通乳。

主治用法：乳腺炎，乳汁不通，腮腺炎，疮痈肿痛，淋巴结结核，风湿性关节炎，痔疮等。

用量：3～5钱。

26. 绢毛苣（扫工色尔布）

Soroseridis erysimoidis Herba.

采集加工：7～9月采集全草。洗净，晒干。

性味功能：寒，苦。清热解毒，利湿止痛。

主治用法：咽喉肿痛，风湿疼痛，跌打损伤。

用量：1～3钱。

27. 糖茶藨（色果策尔玛买巴）

Bibis emodensis Cortex seu Fructus.

采集加工：6～7月采割茎枝，刮去外皮，剥取中层皮，晒干。9～10月采集成熟果实，晒干。

性味功能：辛，甘，涩。解毒。

主治用法：肝炎。

用量：1～3钱。

28. 唐松草（贡布莪正）

Thalictrum foetidumL.

采集加工：8～10月采挖根茎及根，除去茎苗泥沙，晒干。

性味功能：寒，苦。清热解毒，消炎止痢，祛风凉血。

主治用法：眼结膜炎，传染性肝炎，痈肿疮疖，痢疾等。叶或花可治关节炎。

用量：1～3钱。

29. 水黄连 （莪真罗马切瓦）

Thalictri atriplicis Radix et Rhizoma.

采集加工：7～8月采集全草。洗净，晒干。

性味功能：寒，苦。清热利湿，解毒。

主治用法：眼结膜炎，肝炎，痢疾。外用治骨折，痈肿疮疖。

用量：3～5钱。外用适量，鲜品捣烂敷患处。

30. 角茴香 （巴尔巴大）

Hypecoi erecti Herba.

采集加工：7～8月采集全草。洗净，切段，晒干。

性味功能：寒，苦。解热镇痛，消炎解毒。

主治用法：感冒头痛，关节疼痛，胆囊炎，食物中毒等。

用量：1～2钱。

31. 海绵蒲 （兴格色尔杰）

Verbascum thapsus L.

采集加工：7～8月采集全草。洗净，切段，晒干。

性味功能：凉，苦。清热解毒，消炎，止血。

主治用法：肺炎，创伤出血，关节扭伤，疮毒等。

用量：1～3钱。

32. 路旁菊 （其米）

Heteropappi crenatifolii Herba.

采集加工：7～8月采集全草。洗净，切段，晒干。

性味功能：苦，寒。解毒消炎，止咳。

主治用法：感冒咳嗽，咽痛。

用量：3～4 钱。

33. 黄花紫堇（东丝勒）

Corydalis boweri Hemsl.

采集加工：7～8 月采集带根全草。洗净，晒干。

性味功能：寒，苦。消炎止痛，解热止痢。

主治用法：胃炎，溃疡病，痢疾，坐骨神经痛。

用量：1～3 钱。

34. 大花点头菊（大花点头菊）

Cremanthodium SP.

采集加工：8～9 月采集全草。洗净，晒干。

性味功能：寒，辛。清热解毒，消炎止痛。

主治用法：感冒发热，头痛，胆囊炎。

用量：1～3 钱。

35. 鱼腥草（涅芝卓唯莪）

Houttuyniae Herba.

采集加工：7～9 月采集全草。洗净，切段，晒干。

性味功能：寒，辛，苦。清热解毒，利水消肿。

主治用法：扁桃体炎，肺脓疡，肺炎，气管炎，泌尿系感染，肾炎水肿，肠炎，痢疾，乳腺炎，蜂窝组织炎，中耳炎。外用治痈疖肿毒，毒蛇咬伤等。

用量：0.5～1 两。外用适量，鲜品捣烂敷患处。

36. 野菊花（仁尔你翁）

Chrysanthemi Indici Flos.

采集加工：7~9月采集全草。洗净，晒干。

性味功能：凉，苦，辛。清热解毒，养肝明目，降血压。

主治用法：防治流行性脑脊髓膜炎，流行性感冒，感冒，高血压病，肝炎，痢疾，痈疖疔疮，毒蛇咬伤。

用量：0.3~1两。外用适量鲜品捣烂敷患处。

37. 大紫苞风毛菊（严登尔瓦）

Saussureaiodostegia Hance.

采集加工：7~9月采集全草。洗净，晒干。

性味功能：寒，苦。清热解毒，清利肝胆。

主治用法：急性黄疸型传染性肝炎，胆囊炎，胆道感染，气管炎，肺炎，肠炎，痢疾，高血压等。

用量：4~8钱。

38. 线叶风毛菊（占车）

Saussurea romuleifolia Franch.

采集加工：7~9月采集全草。洗净，晒干。

性味功能：寒，苦。清热解毒，清肝利胆，清血止血。

主治用法：肝炎，胆囊炎，胆道感染，胃肠炎，内脏出血。

用量：3~5钱。

注：除上述两种风毛菊外，还有同类的浅裂叶风毛菊（扎辣则）、风毛菊、Seussurea SP.（棒子接了吧）等。这几种风毛菊，是藏医药中比较好的抗菌消炎药。

39. 绳子草（刹木则）

Silene fortunei Vis.

采集加工：7～8月采集全草。洗净，晒干。

性味功能：寒，苦。清热解毒。

主治用法：肝炎，各种感染。

用量：1～3钱。

40. 小毛茛（结杂）

Ranunculus ternatus Thunb.

采集加工：7～9月采挖带根全草。洗净，晒干。

性味功能：平，辛，苦。解毒，散结。

主治用法：肺结核，淋巴结结核，淋巴结炎，咽喉炎。

用量：0.5～1两。

41. 卷丝苦苣苔（渣加哈梧）

Corallodisci kingiani Herba.

采集加工：7～8月采集全草。晒干。

性味功能：寒，甘，苦。清热解毒，补肾调经。

主治用法：野菜、肉类及乌头中毒，肠炎，阳痿早泄，月经失调。

用量：1～3钱。

42. 胡黄连（甲黄连）

Picrorhizae Rhizoma.

采集加工：7～10月挖取根茎。洗净，晒干。

性味功能：寒，苦。清热燥湿，消疳。

主治用法：小儿疳积，目赤，潮热，黄疸，痢疾，痔疮，痨热咳嗽等。

用量：1~3钱。

43. 铁线草（热惹琼瓦）

Cynodontis Herba.

采集加工：7~9月采收全草。洗净，晒干。

性味功能：凉，淡。清热解毒，利尿消肿，祛瘀止血。

主治用法：感冒发热，咳嗽咯血，传染性肝炎，肠炎，痢疾，尿路结石、感染，急性肾炎，乳腺炎。外用治疗疮，跌打损伤，烧烫伤等。

用量：0.5~1两。外用适量，捣烂敷患处。

44. 阿氏蒿（看阿巾）

Artemisiae adamsii Herba.

采集加工：8~9月采全草。洗净，切段，晒干。

性味功能：寒，苦，气芳。清热解毒，健胃消炎。

主治用法：喉炎，扁桃体炎，结膜炎，肺炎，胃炎，痈疮肿毒等。

用量：1~3钱。

45. 茴芹（那舒勃）

Pimpinella anisum Linn.

采集加工：8~9月果实成熟时，采集带根全草。洗净，晒干。

性味功能：温，辛，苦。祛风活血，解毒消肿。

主治用法：感冒，咽喉肿痛，痢疾，黄疸型肝炎。外用治毒蛇咬伤，跌打损伤，皮肤瘙痒。

用量：0.3~1 两。外用适量，鲜品捣烂敷患处。

46. 蜥蜴（达侬）

Lizard.

采集加工：捕捉到蜥蜴，去肠，挂通风处晾干。

性味功能：寒，咸。清热解毒，软坚散结。

主治用法：淋巴结结核，肺痈，乳癌，风湿性关节炎，疮毒痒疹等。

用量：0.5~1 钱。外用熬膏。

47. 猫头鹰（喔巴）

Strigiformes.

采集加工：四季猎取，用肉。

性味功能：平，咸。软坚散结，降逆止呕。

主治用法：淋巴结核，食道癌，胃癌。

用量：2~4 两。

48. 喜马拉雅米口袋（杰巴区土）

Gueldenstaedtiae diversifoliae Herba.

采集加工：7~8 月采挖带根全草。洗净，切段，晒干。

性味功能：寒，苦，涩。解毒消肿，利尿。

主治用法：痈肿疔毒，淋巴结结核，水肿。

用量：1~3 钱。

49. 野荞麦（日介渣瓦）

Fagopyrum dibotrys（D. Don）Hara.

采集加工：9~10月挖根，去茎叶，洗净，晒干。

性味功能：凉，辛，苦。清热解毒，活血散瘀，健脾利湿，理气止痛。

主治用法：咽喉肿痛，肺脓疡，脓胸，肺炎，胃痛，肝炎，痢疾，消化不良，盗汗，痛经，闭经，白带。外用治淋巴结结核，痈疖肿毒，跌打损伤。

用量：0.5~2两。外用适量，鲜品捣烂敷患处。

50. 披针叶虎耳草（色尔斗）

Deutzia monbeigii W. W. Smith var. lanceolata S. M. Hwang.

采集加工：8~9月采集全草。洗净，晒干。

性味功能：寒，苦。清热解毒，清肝降压。

主治用法：各种发热，风疹丹毒，胃肠炎，痢疾，肝炎，胆囊炎，高血压病等。

用量：0.4~1两。

51. 北重楼（冈的儿）

Paridis verticillatae Rhizoma.

采集加工：6~8月采叶茎，9~10月挖根。洗净，切片，晒干。

性味功能：寒，苦，有小毒。清热解毒，消肿化瘀，熄风镇惊。

主治用法：咽喉肿痛，流行性乙型脑炎，胃痛，阑尾炎，淋巴结结核，腮腺炎，乳腺炎，毒蛇、毒虫咬伤，疮疡肿毒。

用量：2~5钱。外用适量，磨水或研末醋调敷患处。

52. 北陵鸢尾（直玛）

Iris typhifolia Kitag.

采集加工：7~8月挖根，洗净，晒干。种子9~10月采摘，晒干。

性味功能：寒，辛，苦，有小毒。清热解毒，通便催吐。

主治用法：

种子：痈肿疮毒，梅毒，外伤感染等。

根：水肿眩晕，催吐泻下。

用量：0.5~1钱。

53. 狼舌头（坚古结）

采集加工：四季可猎捕。捕获后割取狼的舌头，焙干，研面。

性味功能：寒，咸。清热解毒，消炎止痛。

主治用法：急性扁桃体炎，咽喉炎，口腔炎。

用量：0.5~1钱。冲服。

54. 苦荬菜

Ixeritis Herba.

采集加工：6~7月开花时采集全草，洗净，晒干。

性味功能：寒，苦。清热解毒，活血散瘀。

主治用法：急性阑尾炎，肺炎，肺脓疡，痈疖疮疡，头痛，牙痛，肠胃痉挛疼痛。

用量：0.4~1两。

第二节　清热燥湿药

1. 夏枯草（夏库菜）

Prunellae Spica.

采集加工：7~9月采集花穗及果穗，晒干。

性味功能：寒，苦，辛。清肝明目，清热散结，利水降压。

主治用法：淋巴结结核，甲状腺肿，高血压病，头痛，耳鸣，目赤肿痛，肺结核，急性乳腺炎，腮腺炎，痈疖肿毒。

用量：2~4钱。

2. 龙胆草（加蒂噶尔布）

Gentianae Radix et Herba.

采集加工：8~9月采集全草，洗净，晒干。

性味功能：寒，苦。清肝利胆，除湿热。

主治用法：眼结膜炎，急性黄疸型肝炎，胆囊炎，急性肾盂肾炎，高血压病。

用量：1~3钱。

3. 白花龙胆（榜间噶尔布）

Gentianae algidae.

采集加工：7~9月采挖带根全草，洗净，晒干。

性味功能：寒，苦。泻肝胆实火，清下焦湿热。

主治用法：眼结膜炎，脑膜炎，肺炎，肝炎，胃炎，尿痛，阴痒，阴囊湿疹等。

用量：1~3钱。

4. 泽扁蕾（棒坚巩波）

Gentianopsis paludosa（Hook. f.）Ma.

采集加工、性味功能、主治用法均同白花龙胆。

5. 光杆穷（杠呷穷）

采集加工：7~9月采集全草，洗净，切段，晒干。

性味功能：寒，苦。清热解毒，利湿消炎。

主治用法：急性气管炎，肺炎，肠炎，痢疾，食物中毒等。

用量：2~8钱。

6. 翼首草（榜涩毒兀）

Pterocephali Radix.

采集加工：7~9月挖根，洗净，切片，晒干。

性味功能：寒，苦，有小毒。清热解毒，祛湿止痛。

主治用法：感冒发热，肝炎，胆囊炎等。

用量：1~3钱。

7. 报春花（橡只玛尔布）

Primullae vittatae Flos.

采集加工：6~8月采花，晒干。

性味功能：寒，苦。清热燥湿，泻肝胆之火，止血。

主治用法：小儿高热抽风，急性胃肠炎，痢疾。外用止血。

用量：1~2钱。外用适量。

附：黄花报春花（橡只色尔布）

Primula sikkimensis Flos.

其采集加工、性味功能、主治用法均同报春花。

8. 鞑新菊（色尔君木美多）

Pyrethri tatsienensis Flos.

采集加工：8~9月采花，阴干。

性味功能：寒，苦。活血祛痰，消炎止痛。

主治用法：跌打损伤，湿热。

用量：1~3钱。

9. 西藏萝蒂（杂阿瓦）

Lloydia tibetica Baker ex Oliver.

采集加工：7~8月采集全草，洗净，晒干。

性味功能：寒，苦。清利肝胆，健胃止痛。

主治用法：肝炎，胆囊炎，胆道感染，急慢性胃肠炎，眼病。

用量：1~3钱。

10. 连钱草

Glechomae Herba.

采集加工：7~8月采割地上部分，洗净，鲜用或晒干。

性味功能：寒，甘。清热利尿，消炎健胃，散瘀消肿。

主治用法：尿路感染，尿路结石，胃十二指溃疡，黄疸型肝炎，肝胆结石，感冒咳血，风湿性关节痛，月经不调，跌打损伤，骨折，疮疡肿毒。

用量：1~2 两。外用适量，鲜品捣烂敷患处。

附：扭连钱（达尔俄巴）

采集加工、性味功能、主治用法同连钱草。

11. 毛瓣绿绒蒿（欧摆尔俄布）

Meconopsis torquatae Herba.

采集加工：7~8 月采集全草，去毛刺，洗净，晒干。

性味功能：寒，甘，涩。清热泄肺，除湿利水。

主治用法：气管炎，肺炎，肝炎，湿热水肿等。

用量：1~3 钱。

附：黄花绿绒蒿（慕琼单园）

Meconopsis chelidonifoliae Herba.

采集加工、性味功能、主治用法均同毛瓣绿绒蒿。

12. 船形乌头（滂噶尔）

Aconitum naviculare Stapf.

采集加工：7~8 月采集全草，洗净，晒干。

性味功能：寒，苦，有小毒。清热利湿。

主治用法：胃炎，肠炎，肝炎，肾炎。

用量：2~5 分。

13. 轮叶棘豆（莪大夏）

Oxytropis chiliophyllae Herba.

采集加工：7~9 月采集全草，洗净，切段，晒干。

性味功能：凉，苦。清热消炎，祛痰止血，止泻镇痛。

主治用法：肠炎腹泻，扁桃体炎，痈疽肿毒，创伤出血。外用消肿止痛。

用量：1～3钱。

附：千叶棘豆（达夏那布），混花叶棘豆（达夏仇尾）

采集加工、性味功能、主治用法均与轮叶棘豆相同。

14. 黑耳草（黑耳草）

Halenia elliptica D. Don.

采集加工：6～8月采集全草，洗净，切断，晒干。

性味功能：寒，苦。清热燥湿，祛风活络，凉血止痛。

主治用法：痢疾，胃炎，痔疮出血，风湿筋骨疼痛，跌打损伤，瘀血肿痛。外用研末调膏治鼻炎效佳。

用量：3～8钱。

15. 向日葵（尼玛美多）

Helianthus annuus L.

采集加工：7～10月采集已凋谢的舌状花瓣和剥去种子的葵花盘，晒干。

性味功能：平，甘。

盘：消炎利尿降压。

蒂：止血。

杆芯：抗癌。

主治用法：治头昏耳鸣，妊娠水肿。

葵花盘：高血压，肠炎，尿路感染，乳糜尿等。

葵花蒂：功能性子宫出血。

葵花杆芯：消化道抗癌。

用量：1～2两。

16. 藏微紫草（其结那布或其结噶尔布）

采集加工：7～8月采集全草，洗净，晒干。

性味功能：寒，苦。利湿清热，消炎止痛。

主治用法：泌尿系感染，胃炎，胆囊炎，痈肿疮毒，炭疽。

用量：3～5钱。

17. 华金腰子（牙鸡玛）

Chrysosplenium sinicum Maxim.

采集加工：8～9月采集全草，洗净，晒干。

性味功能：寒，苦。清热利湿，退黄，消炎。

主治用法：黄疸型肝炎，胆道结石，泌尿系感染、结石。

用量：2～5钱。

18. 单花鸢尾（则马扎吉）

Iris uniflora Pall. ex Link.

采集加工：9～10月种子成熟时，采摘种子，晒干。挖根部，洗净，晒干。

性味功能：平，甘，小毒。清热解毒，利湿退黄。

主治用法：咽喉肿痛，黄疸型肝炎，泌尿系感染。

用量：1～3钱。

19. 獐牙菜（加尔达）

Swertiae pseudochinensis Herba.

采集加工：7~8 月采割全草，洗净，晒干。

性味功能：寒，苦。清热利湿，消炎退黄。

主治用法：咽喉肿痛，肝炎，胆囊炎，胃肠炎，痢疾。

用量：3~5 钱。

20. 虎掌草

Anemones Rivularis Herba.

采集加工：8~10 月挖根，洗净，切片，晒干。

性味功能：寒，辛，苦，有小毒。清热利湿，消肿止痛。

主治用法：咽喉肿痛，扁桃体炎，牙痛，胃痛，急慢性肝炎，风湿疼痛，跌打损伤。

用量：1~3 钱。

21. 狗尾草（玛玛果加）

Setariae viridis Herba.

采集加工：6~8 月采集全草，去尽杂质，切段，晒干。

性味功能：平，甘，淡。清热明目，止泻。

主治用法：目赤肿痛，眼睑炎，赤白痢疾。

用量：3~5 钱。

第三节　清热凉血药

1. 金针大蓟（策尔抱木浆策尔那布）

Euphorbia Sp.

采集加工：8~9月割取全草，洗净，切段，晒干。

性味功能：凉，苦，甘。清热凉血，散瘀消肿。

主治用法：吐血，衄血，尿血，子宫出血，黄疸，疮痈。

用量：3~5钱。

2. 荠菜（扫噶）

Capsellae Bursa – pastoris Herba.

采集加工：7~9月采集全草，洗净，晒干。

性味功能：凉，甘。凉血止血，清热利尿。

主治用法：肾结核尿血，肺结核咯血，产后子宫出血，月经过多，高血压病，肾炎水肿，乳糜尿，肠炎，痢疾，感冒发热。

用量：0.3~1两。

3. 紫草（哲磨）

Arnebiae Radix.

采集加工：8~10月挖取根部，除去茎叶，洗净，晒干。

性味功能：寒，甘，咸。清热凉血，解毒透疹，利尿滑肠。外用除湿消炎，止痒镇痛。

主治用法：麻疹不透，急慢性肝炎，急性膀胱炎，尿道炎，气管炎，高血压病，绒毛膜上皮癌，便秘，丹毒等。外用治烧烫伤，下肢溃疡，冻伤，痈肿，玫瑰糠疹，湿疹等。

用量：1～3钱。外用适量，煎汁或熬膏涂敷患处。

附：假紫草

可代紫草用，采集加工、性味功能、主治用法同紫草。

4. 结血蒿（普尔那）

Artemisiae Vestitae Herba.

采集加工：7～9月采茎叶，洗净，切段，阴干。

性味功能：寒，苦。清热除蒸，凉血止痒。

主治用法：瘟疫内热，骨蒸发热，四肢酸疼。

用量：1～3钱。

5. 虱草花（明涧色尔布）

Pulicaria insignis Drumm.

采集加工：7～8月采花，阴干。

性味功能：寒，苦。清热凉血，消炎止痛。

主治用法：各种炎症，炭疽病，丹毒等。

用量：1～3钱。

6. 杉叶藻（当布噶日）

Hippuridis Vulgaris Herba.

采集加工：7～9月采集全草，洗净，晒干。

性味功能：凉，苦。清热凉血，养阴除蒸，疏肝，镇咳。

主治用法：肺结核咳嗽，两胁痛，痨热骨蒸，急性胃肠炎。

用量：3～5钱。

7. 白茅根（杂然木巴）

Imperatae Rhizoma.

采集加工：8~10月挖取根茎，除去鳞片及根须，洗净，切段，晒干。

性味功能：寒，甘。清热利尿，凉血止血。

主治用法：急性肾炎水肿，泌尿系感染，吐血，衄血，咯血，尿血，高血压病，肺热咳嗽，热病，烦渴等。

用量：0.5~1两。

附：白茅花

有止血作用，用于吐血，衄血，咳血等症。

8. 旱麦瓶草（绿苏）

Silenes jenisseensis Radix.

采集加工：9~10月挖根，洗净，切段，晒干。

性味功能：微寒，甘。清热凉血。

主治用法：结核发热，久疟发热，小儿疳热。

用量：1~3钱。

9. 兴安女娄菜（叟巴）

Melandrium brachypetalum（Horn.）Fenyl.

采集加工：7~8月采全草，洗净，切段，晒干。

性味功能：凉，淡。清热凉血，降压除湿。

主治用法：耳聋耳鸣，咽喉肿痛，音哑，肝炎，高血压病等。

用量：2~4钱。

10. 黄牡丹（白玛色尔布）

Paeoniae luteae Radicis Cortex.

采集加工：9~11月挖根，剥取根皮，切片，晒干。

性味功能：凉，苦，辛。清热凉血，活血行瘀，通经止痛。

主治用法：热病吐血，衄血，血热斑疹，急性阑尾炎，血瘀痛经，经闭腹痛，跌打瘀血肿痛，高血压病，神经性皮炎，过敏性鼻炎，腰痛，关节痛。

用量：1.5~3钱。

禁忌：孕妇慎用。

第四节　清热降火药

1. 石膏（多居噶尔布）

Gypsum Fibrosum.

采集加工：由矿中挖出后，去尽泥土及杂石，生用或煅用。

性味功能：寒，辛，甘。生用清热降火，除烦止渴；煅用生肌敛疮。

主治用法：一切急性热病引起的高热、大汗、烦渴、口干舌燥、神昏谵语，流行性乙型脑炎，流行性脑脊髓膜炎，中暑，胃火牙痛，胃火头痛；煅用外治湿疹，疮疡溃烂不敛等。

用量：0.5~2两。外用适量。

2. 寒水石（迥席）

Gypsum Calcitumrubrum Calcite.

采集加工：由矿中挖出后，去净泥土及杂石。

性味功用：寒，辛，咸。清热降火，凉血固齿。

主治用法：伤寒热盛，胃热烦渴，小儿高热，烦满腹泻，牙痛。

用量：1~3钱。

3. 兰花龙胆（榜间莪那）

Gentiana filistyla Balf. f. et Forrest ex Marq.

采集加工：8~9月采集带根全草，洗净，晒干。

性味功能：寒，苦。清肝胆实火，解毒。

主治用法：目赤头痛，咽炎，湿热黄疸，胆道感染等。

用量：1~2钱。

附：双色龙胆（榜间察布）

Gentiana veitchiorum Hemsl.

采集加工、性味功能、主治用法均同兰花龙胆。

4. 熊胆（敦木赤）

Fel Ursus.

采集加工：捕获熊后，剖腹取出胆囊，悬挂阴干，用时去净皮膜，研为细粉。

性味功能：寒，苦。清热镇惊，明目，杀虫，泻火降压。

主治用法：目赤翳膜，黄疸，热病惊痫，小儿惊风，恶疮痈肿，肠寄生虫，高血压病等。

用量：1～3分。

附：熊油

性微寒。除风瘅，缓筋急，补养杀虫，外涂疮疡。

熊骨

性温。抗风湿，泡酒治风湿性关节炎。

熊掌

性平。益脾健胃，除风湿。炖食。

5. 牛胆（脑赤巴）

Fel Bovis seu Bubali.

采集加工：四季均可采集，将鲜牛胆汁倾入清洁的瓷器中阴干。封口要严，忌沾生水，防止发霉。

性味功能：寒，苦。清热利胆，明目消肿。

主治用法：气管炎，急性结膜炎，口腔炎，高血压病，泻痢，小儿惊风等。

用量：2～7分。

6. 羊胆（路赤巴）

Fel caprae seu ovis.

采集加工：同牛胆。

性味功能：寒，苦。清热解毒，明目退翳，利胆止呕。

主治用法：喉头红肿，目赤肿痛，噎膈反胃，黄疸型肝炎。

用量：2~7分。

7. 鸡胆（甲堆赤巴）

Fel Gallus domesticus.

采集加工、性味功能、主治用法同牛胆。

对气管炎、百日咳效果更好。

8. 猪胆（爬巴赤巴）

Fel Sus domestica.

采集加工：同牛胆。

性味功能：寒，苦。清热降火，利胆降压。

主治用法：百日咳，黄疸型肝炎，再生障碍性贫血等。

用量：1~3分。

9. 藏玄参（些儿角姆美多）

Oreosolen wattii Hook. f.

采集加工：7~8月开花时，采集全草，洗净，晒干。

性味功能：寒，苦。清热降火，消炎止痛。

主治用法：泌尿系感染，肝炎。

用量：1~3钱。

10. 芦根（担木杂）

Phragmitis Rhizoma.

采集加工：全年可采。挖取根部，去须根，洗净，切段，鲜用或晒干。

性味功能：寒，甘。清肺胃热，生津止渴，止呕除烦。

主治用法：热病高热烦渴，牙龈出血，鼻出血，胃热呕吐，肺脓疡，大叶性肺炎，气管炎，尿少色黄，预防麻疹。

用量：0.5～2两。

第八章 止咳化痰药

1. 紫菀（龙梅）

Asteris Radix et Rhizoma.

采集加工：7～8月开花时，采集带根全草，洗净，晒干。

性味功能：温，苦。镇咳化痰。

主治用法：支气管炎，肺结核，咳喘，咯血，小便短赤。

用量：2～3钱。

附：紫菀千花（美多龙梅）

Aster flaccidus Bge.

采集加工、性味功能、主治用法均同紫菀。

重冠紫菀（陆琼）

Aster diplostephioides（DC.）C. B. Clarke.

采集加工、性味功能、主治用法均同紫菀。

2. 前胡（加鸟）

Peucedani Radix.

采集加工：8～9月采挖带根全草，洗净，切段，晒干。

性味功能：微寒，苦，辛。散风清热，降气化痰。

主治用法：感冒，上呼吸道感染，支气管炎，咳喘，痰多。

用量：1~3钱。

3. 杏仁（阿尔康木）

Armeniacae Semen.

采集加工：7~9月果实成熟时采摘，去果肉，打碎果核，取出种子晒干，去皮用。

性味功能：温，苦，有小毒。止咳平喘，宣肺润肠。

主治用法：咳喘，支气管炎，大便秘结。

用量：1~3钱。

4. 旋复花（旋复花）

Inulae Flos.

采集加工：7~9月采花。晒干。

性味功能：微温，苦，辛，咸。化痰行水，降气止呕。

主治用法：痰多咳喘，呃逆，嗳气，呕吐，胸腹闷胀等。

用量：1~3钱。入煎时宜用纱布包。

附：金沸草

Inulae Herba.

采集加工：7~8月采集全草，切段，晒干。

性味功能：温，咸，有小毒。化痰止咳，利水除湿。

主治用法：痰多咳嗽，水肿，风湿疼痛。

用量：2~4钱。

5. 鼠曲草（甘达八渣）

Gnaphalii Affinis Herba.

采集加工：6~8月采全草，洗净，切段，晒干。

性味功能：平，甘。止咳平喘，降血压，祛风湿。

主治用法：感冒咳嗽，支气管炎，哮喘，高血压，蚕豆病，风湿腰腿疼。外用治跌打损伤，毒蛇咬伤。

用量：0.5~1两。外用适量，鲜品捣烂敷患处。

6. 点头菊（点头菊）

Cremanthodium plantagineum Maxim var. Ellisii Hook. f.

采集加工：7~9月采集全草，洗净，切段，晒干。

性味功能：温，甘，苦。祛痰止咳，宽胸利气。

主治用法：痰喘咳嗽，劳伤，老年头痛等。

用量：2~4钱。

7. 打火草（扎瓦）

Anaphalis nepalensis（Spr.）Hand. – Mazz.

采集加工：7~9月开花时采集全草，洗净，切段，晒干。

性味功能：平，甘。清热解毒，止咳定喘，祛风胜湿。

主治用法：感冒咳嗽，急慢性气管炎，风湿关节疼痛，高血压等。

用量：1~3钱。

8. 红景天（扫罗玛尔布）

Rhodiolae Crenulatae Radix.

采集加工：7~9月采集全草，洗净，晒干。

性味功能：寒，甘，涩。清肺止咳，活血止血，止带。

主治用法：咳嗽，气管炎，肺炎，咳血，咯血，妇女白带等。外用治跌打损伤，烫火伤。

用量：1~3钱。外用适量，鲜品捣烂敷患处。

9. 益石草（巴雅杂瓦）

Lancea tibetica Hook. f. et Thoms.

采集加工：7~9月采集全草，洗净，晒干。9~10月采摘果实，晒干。

性味功能：寒，甘，苦。清热解毒，宣肺祛痰。

主治用法：肺脓疡，肺炎，气管炎等。

用量：1~3钱。

果实治月经不调，下腹疼痛，便秘等。

10. 蓝布裙（乃玛甲尔玛）

Cynoglossum amabile Stapf et Drumm.

采集加工：8~9月挖根，洗净，切片，晒干。或夏季采集全草，洗净，晒干。

性味功能：寒，苦，甘。清热利湿，清肺止咳，散瘀止血。

主治用法：肺结核咳嗽，肝炎，肾炎，痢疾，尿痛，白带，月经不调，疝气。外用治创伤出血，骨折，关节脱臼。

用量：0.3~1两。外用适量，鲜根捣烂敷或干品研末撒敷患处。

11. 高山黄华（萨堆噶尔布）

Thermopsisalpinae Flos seu Fructus.

采集加工：6~9月采收花、果，晒干。8~9月挖根，洗净，切片，晒干。

性味功能：寒，苦，有小毒。清热化痰，截疟，镇静降压。

主治用法：

根：疟疾，高血压。用量：1~3钱。

花、果：狂犬病。用量：1~3钱。

附：紫花黄华（萨堆结慕）

Thermopsic barbatae Flos seu Fructus.

采集加工、性味功能、主治用法均同高山黄华。

12. 丛菔（扫罗慕布）

Solms – Laubachiae pucherrimatis Radix.

采集加工：7~9月采集带根全草，洗净，晒干。

性味功能：凉，苦，辛。清肺热，镇咳，止血。

主治用法：气管炎，肺炎，咳嗽，痰中带血。

用量：2~4钱。

13. 紫花芥（蕨兀萝卜）

Malcolmiae africanae Semen.

采集加工：8~9月果实成熟时，割取全草，晒干，打下种子，去净杂质。生用或蜜炙用。

性味功能：寒，苦，辛。祛痰定喘，泻肺利水。

主治用法：喘咳痰多，胸胁满闷，水肿，小便不利，肺脓疡，结核性渗出性胸膜炎等。全草解肉毒。

用量：1～3钱。

14. 草莓（只大萨曾）

Fragaria nilgeerensis Schlecht.

采集加工：6～9月采集全草，洗净，切段，晒干。

性味功能：寒，甘，苦。清热解毒，宣肺止咳。

主治用法：感冒咳嗽，百日咳，疔疮等。外用治蛇咬伤，烫火伤等。

用量：3～5钱。外用适量，鲜品捣烂敷患处。

15. 土半夏（达瓦咸巴）

Arisaematis intermedii Rhizoma.

采集加工：8～9月挖根块。洗净，用水浸泡，每日换水1～2次，至尝无麻辣味为度，再用生姜汁或矾水（10斤半夏，用姜2斤半或矾1斤4两）共煮三小时，取出晒干。

性味功能：温，辛，生者有毒。燥湿化痰，和胃健脾，降逆止咳。

主治用法：急慢性胃炎，胃溃疡呕吐，咳嗽痰多。

用量：1～3钱。

注意：本品反附子、乌头。

16. 天南星（达果）

Arisaematis Rhizoma.

采集加工：同土半夏。

性味功能：温，苦，辛，有毒。燥湿，镇惊，化痰散结。

胆南星：平，苦。化痰熄风，定惊。

主治用法：慢性气管炎，支气管扩张，面部神经麻痹，半身不遂，小儿惊风，破伤风，癫痫，口噤强直等。外用治疗疮肿毒，毒蛇咬伤，灭蝇蛆。

用量：制南星0.8~1.5钱，胆南星1~2钱。天南星外用适量，研粉醋调敷患处。

17. 螃蟹甲（露木尔）

Phlomis kawaguchii Murata.

采集加工：9~10月挖取根块。洗净，切片，晒干。

性味功能：平，甘。清热，镇咳化痰。

主治用法：感冒咳嗽，支气管炎。

用量：1~3钱。

18. 棱砂贝母（阿皮卡）

Fritillaria delavayi Franch.

采集加工：8~10月采挖鳞茎。洗净，晒干。

性味功能：寒，甘，微苦。清热润肺，止咳化痰，散结除热。

主治用法：肺结核咳嗽，吐血，支气管炎，肺脓疡，痈疮肿毒等。

用量：1~3钱。

19. 砖子苗（玛玛机机）

Marisci compacti Herba.

采集加工：7~9月采集全草。洗净，切段，晒干。

性味功能：平，苦，辛。止咳化痰，宣肺解表。

主治用法：上呼吸道感染，气管炎，咳嗽痰多，风寒感冒。

用量：1~3钱。

20. 水獭肝（三木格沁巴）

采集加工：为水獭的肝脏。捕获水獭后，剖腹取肝，剥除胆囊、油脂、肌肉，洗净，切块晾干。

性味功能：温，甘，有小毒。益阴止咳，杀虫。

主治用法：肺结核咳嗽咯血，气喘，骨蒸潮热盗汗，肝郁胃痛，血吸虫病腹水，夜盲。

用量：0.5~1钱。研面冲服。

水獭骨磨酒服，治水积黄肿。獭心泡酒服，治心痛。

第九章 理气药

1. 土木香（玛奴）

Inulae Radix.

采集加工：8~10 月挖根。除去残茎，洗净，切片，晒干。

性味功能：温，辛，苦。健脾和胃，理气解郁，止痛驱虫。

主治用法：慢性胃炎，肠胃功能紊乱，慢性肝炎，肋间神经痛，胸壁挫伤和岔气作痛，蛔虫病等。

用量：1~3 钱。

2. 甘松（榜贝）

Nardostachyos Radix et Rhizoma.

采集加工：8~10 月挖根。除去残根及须根，洗净，晒干。

性味功能：温，辛，甘。温中散寒，理气止痛，开郁醒脾，健胃驱虫。

主治用法：胸腹胀痛，胃痛呕吐，食欲不振，消化不良，牙痛，蛔虫等。

用量：1~2 钱。

3. 草香附（拉冈）

Juncus amplifolius A. Camus.

采集加工：7~9 月挖根部。除去须根，洗净，晒干。

性味功能：平，辛，微苦。理气疏肝，调经止痛。

主治用法：肝郁气滞，胸胁疼痛，胃腹胀痛，痛经，月经失调，崩中带下等。

用量：1~3钱。

4. 紫茎棱子芹（哉果）

Pleurospermum hookeri C. B. Clarke.

采集加工：8~9月采集全草。切段，晒干。

性味功能：温，辛。理气活血，止痛。

主治用法：肝郁气滞，月经不调，瘀滞腹痛。

用量：1~3钱。

5. 唐古特青兰（智泽顾）

Dracocephali tangutici Herba.

采集加工：7~8月挖带根全草。洗净，切段，晒干。

性味功能：寒，甘，苦。疏肝和胃，嫩苗利水。

主治用法：胃炎，溃疡病，肝炎，肝肿大。

用量：1~3钱。

附：异叶青兰（加古苦拉）

采集加工、性味功能、主治用法同唐古特青兰。

6. 刺参（绛策尔噶尔布）

Morinae Radix.

采集加工：6~8月挖取带根全草。洗净，晒干。

性味功能：温，甘，微苦。健胃，催吐，消肿。

主治用法：肝郁气滞，脘痞胃痛。外用治疮痈肿疼。

用量：1~2钱，大剂量则催吐。

7. 羊哀（热玛）

采集加工：为山羊的胃中结石。屠宰山羊时，如发现胃内有结石，即取，应用清水洗去黏液，晒干。

性味功能：温，腥。降气和胃，解毒止呕。

主治用法：反胃呕吐，噎膈噫气，食物中毒等。

用量：3~5分。

注：羊哀体质轻泡，羊宝体质沉重，有光泽，内心起细圈纹。羊宝比羊哀好。

附：羊肝

新鲜羊肝，性寒，治肝虚夜盲，目赤肿痛。

第十章 理血药

第一节 止血药

1. 大蓟（绛策尔那布）

Cirsii Japonici Herba.

采集加工：7~9月采集全草。洗净，切段，晒干。

性味功能：凉，甘，苦。凉血止血，散瘀消肿。

主治用法：吐血，衄血，咯血，尿血，功能性子宫出血，产后出血，肝炎，肾炎，乳腺炎，跌打损伤。外用治外伤出血，痈疖肿毒。

用量：0.5~1两。外用适量，鲜品捣烂敷患处。

附：刺头菊

采集加工、性味功能、主治用法与大蓟相近。

2. 飞廉（策尔娘绛策尔）

Cardui Crispi Herba seu Radix.

采集加工：7~9月采集全草。洗净，切段，晒干。

性味功能：凉，微苦。散瘀止血，清热利湿。

主治用法：吐血，衄血，尿血，功能性子宫出血，白带，乳糜尿，泌尿系感染。外用治痈疖，疔疮。

用量：3~5 钱。外用适量，鲜品捣烂敷患处。

附：飞廉的瘦果制成酊剂，有利胆作用，可治黄疸，对于轻度绞痛有效。

3. 小蓟（姜泽）

Cirsii Herba.

采集加工：7~9 月采集带花全草。去杂质，鲜用或干用。

性味功能：凉，苦。凉血止血，化瘀。

主治用法：

全草：衄血，尿血，功能性子宫出血，外伤出血，传染性肝炎。外用治痈疖疮疡。用量：0.5~1 两。

根状茎：肝炎。用量：鲜品 1~2 两；外用适量，鲜品捣烂敷患处。

4. 茜草（唑）

Rubiae Radix et Rhizoma.

采集加工：8~10 月挖根。除去茎苗及泥沙，洗净，切段，晒干。

性味功能：寒，苦。凉血止血，活血散瘀。

主治用法：吐血，衄血，便血，尿血，崩漏，月经不调，经闭腹痛，风湿关节痛，肝炎。外用治肠炎，跌打损伤，疮肿，神经性皮炎。

用量：1~3 钱。外用适量，研粉调敷或煎水洗患处。

5. 卷柏（莪区森得尔莫）

Selaginellae Herba.

采集加工：7~9月采集全草。去须根，洗净，晒干，生用或炒炭用。

性味功能：平，辛。活血通经，炒炭收敛止血。

主治用法：经闭瘀血，便血，脱肛，功能性子宫出血，胃痛腹胀。

用量：2~5钱。

6. 翻白草（阿雅热夏）

Potentillae discoloris Herba.

采集加工：7~8月割取未开花的全草。洗净，晒干。

性味功能：寒，苦，涩。凉血止血，收敛止泻。

主治用法：衄血，肺结核咯血，上呼吸道及消化道出血，痢疾，肠炎，消化不良，崩漏带下。外用治创伤出血，烧烫伤。

用量：3~5钱。外用适量。

7. 问荆（库鞠杂仁）

Equiseti Herba.

采集加工：7~9月采集全草。洗净，切段，晒干。

性味功能：平，苦。止血，利尿。

主治用法：吐血，衄血，月经过多，痔疮出血，尿道感染，小便不利等。

用量：2~3钱。

8. 红花杜鹃（打玛兴美多玛尔布）

Rhododendri rosei Flos.

采集加工：6~7月采花。鲜用或阴干用。

性味功能：凉，苦。有小毒。凉血止血，清热解毒，止咳平喘。

主治用法：衄血，咯血，消化道出血，月经不调，慢性气管炎，骨髓炎等。

用量：0.5~1钱。

附：小叶杜鹃（巴吕）

Rhododeendri capitati Ramulus et Folium.

采集加工、性味功能、主治用法同红花杜鹃。

9. 假耧斗菜（榆莫得乌锦）

Folium Paraquilegiae microphyllae.

采集加工：8~9月采集枝、叶。洗净，晒干。

性味功能：寒，苦，涩。凉血止血，祛瘀止痛。

主治用法：下死胎，功能性子宫出血。

用量：1~3钱。

10. 山瓦松（山瓦松）

Sinocrassula indica（Decne.）Berger.

采集加工：8~9月采集全草。洗净，晒干。

性味功能：平，酸，有毒。止血，止痢，生肌收敛。

主治用法：痢疾，便血，功能性子宫出血。捣烂外敷治诸疮久不收口。

用量：0.5~1钱。

11. 棋盘花（降巴）

Zigadenus sibiricus（Linn.）A. Gray.

采集加工：7~8月开花期采花。9~10月挖根，洗净，切片，晒干。

性味功能：平，涩。调经止血。

主治用法：吐血，咯血，衄血，功能性子宫出血。

用量：0.5~1两。

12. 血余炭（未渣未色东乃觉）

CrinisCarbonisatus.

采集加工：取人发用碱水、清水洗净，置密封的砂罐内，放火上烧，至头发透心为止。

性味功能：微温，苦。止血消瘀。

主治用法：吐血，衄血，尿血，便血，功能性子宫出血。外用治外伤出血。

用量：1~3钱。外用适量。

附：人指甲

采集加工：取人指甲，洗净污垢，烧成炭用。

性味功能：平，甘，咸。解毒消炎，催生祛瘀。

主治用法：扁桃腺炎，痈肿疮毒，催生，下胎衣。

用量：0.5~1钱。

13. 百草霜

采集加工：刮取以杂草木柴做燃料的锅底的烟墨，以质轻、体黑者为合格。

性味功能：温，苦，有小毒。祛瘀止血，消积化滞。

主治用法：吐衄崩漏，诸般出血，积滞癥瘕。

用量：1~3钱，入煎、散、丸剂。

14. 侧柏叶（热阿休）

Platycladi Cacumen.

采集加工：幼枝四季可采。鲜用或晒干用，或炒炭。

性味功能：微寒，苦，涩。凉血止血，清肺止咳。

主治用法：咯血，衄血，胃肠道出血，尿血，功能性子宫出血，慢性气管炎。

用量：2~4钱。

附：曲枝柏（休巴色尔坚）

Sabina recurva（Buch. – Hamilt.）Ant.

采集加工、性味功能、主治用法均同侧柏叶。

15. 景天三七（呷堆）

Sedi Aizoon Radix seu Herba.

采集加工：7~9月挖取带根全草。洗净，晒干。

性味功能：平，甘，微酸。散瘀止血，安神镇痛。

主治用法：血小板减少性紫癜，衄血，吐血，咯血，牙龈出血，消化道出血，子宫出血，心悸，烦躁失眠。外用治跌打损伤，外伤出血，烧烫伤。

用量：0.3～1两。外用适量，鲜品捣烂敷患处。鲜品2～3两捣汁服治肺出血效佳。

16. 云母石（浪扯）

Muscovitum.

采集加工：四季可采，挖出原矿，去净杂质。

性味功能：平，甘。止血敛疮，补肾平喘。

主治用法：肺结核咯血，咳嗽气喘，吐血，赤痢。外用治金疮出血，疮疡久不收口。

用量：3～8钱。外用适量。

17. 童便（细比金巴）

采集加工：三岁以前健康男孩的小便。新鲜小便入剂。

性味功能：温，咸。祛瘀生新，消肿止痛，止血。

主治用法：肺结核咳嗽，咯血，衄血，吐血，跌打损伤，瘀血作痛。

用量：2～3钱。

18. 仙鹤草（敦小茶角）

Agrimoniae Herba.

采集加工：6～8月割取全草。洗净，切段，晒干。

性味功能：平，苦，涩。收敛止血，消炎止痢。冬芽：驱虫。

主治用法：

全草：呕血，咯血，衄血，尿血，便血，功能性子宫出血，胃肠炎，痢疾，阴道滴虫。外用治痈疖疔疮，阴道滴虫。

冬芽：绦虫病。

用量：0.3 ~ 1 两。外用适量，鲜草捣敷或煎浓汁及熬膏涂局部。

19. 甘肃棘豆（色舍儿）

Oxytropis kansuensis Herba.

采集加工：7 ~ 8 月采全草。切段，晒干。

性味功能：温，微辛。止血利尿，解毒消炎。

主治用法：各种内出血，痈疡肿毒。

用量：2 ~ 5 钱。

20. 裂叶蒿（肯热）

Artemisiatanacetifolia Linn.

采集加工：8 ~ 9 月割地上部分。切段，晒干。

性味功能：微温，苦。止血，调经，消炎。

主治用法：月经不调，痛，功能性子宫出血，白带，肺炎，痈疮肿毒。

用量：2 ~ 5 钱。

21. 耧斗菜

Aguilegia viridiflora.

采集加工：7 ~ 8 月采集全草。洗净，切碎，入锅内煎熬至药液粘手，过滤去渣，滤液浓缩成膏。

性味功能：温，微苦。止血调经，消炎散瘀。

主治用法：月经不调，功能性子宫出血，肺炎，骨折。外敷治疮肿。

用量：1~5钱。

22. 独行菜（茶戳巴）

Lepidium apetalum Willdenow.

采集加工：8~9月果实成熟时，采集全草。晒干，打下种子，去杂质，晒干。

性味功能：凉，甘，涩。清热利湿，活血止血，健胃。

主治用法：小儿消化不良，高血压，眼结膜炎，乳糜尿，久痢及各种出血等症。

用量：1~3钱。

注：独行菜，在《全国中草药汇编》（第832页）中，作用是祛痰定喘，泻肺利水，并无凉血止血之功用，与《西藏常用中草药》的叙述不同，似应以《全国中草药汇编》中的叙述为准。

第二节　活血化瘀药

1. 桃仁（康小）

Persicae Semen.

采集加工：8~9月果实成熟时，收集果核，破核取仁，用热水浸泡，剥去皮，晒干。

性味功能：平，苦，甘。活血化瘀，润燥通便。

主治用法：痛经，闭经，跌打损伤，瘀血肿痛，肠燥便秘，肺痈咳嗽。

用量：2~3钱。

附：桃树根、茎、皮

采集加工：随时可采集，晒干备用。

性味功能：平，苦。清热利湿，活血化瘀，截疟杀虫。

主治用法：风湿性关节炎，腰痛，跌打损伤，绦虫病，间日疟。

用量：均为 0.5~1 两。孕妇忌服。

桃叶

采集加工：6~8 月采集。鲜用或干用。

性味功能：平，苦。清热解毒，杀虫止痒。

主治用法：疟疾，痈疖，痔疮，湿疹，阴道滴虫。外用适量。疟疾：鲜品捣烂敷脉门；痈疖：鲜品捣烂敷患处；痔疮、湿疹、阴道滴虫、头虱：均煎水洗。

桃花

采集加工：开花时摘花晒干。

性味功能：平，苦。泻下通便，利水消肿。

主治用法：水肿，腹水，便秘。

用量：1~2 钱。

桃奴

采集加工：为未成熟自落的幼桃果，拣取晒干。

性味功能：平，苦。止痛，止汗。

主治用法：胃痛，疝痛，盗汗。

用量：3~5 钱。

2. 丹参（蕨恣慕布）

Salviae Miltiorrhizae Radix et Rhizoma.

采集加工：8～10月挖根。去净泥沙及须根，切片，晒干。

性味功能：微寒，苦。祛瘀生新，活血调经，清心除烦。

主治用法：月经不调，经闭腹痛，产后瘀血腹痛，神经衰弱失眠，心烦，心悸，肝脾肿大，关节疼痛，痈肿丹毒等。

用量：3～10 钱。

注意：本品及藜芦。

3. 岩川芎（哉琼瓦）

Ligusticum pteridophyllum Franch.

采集加工：9～10月挖取带根全草。洗净，切片，晒干。

性味功能：温，辛。活血化瘀，调经理气，驱风止痛。

主治用法：月经不调，痛经，产后瘀血腹痛，胃痛，头痛，身痛，风湿疼痛等。

用量：1～3 钱。

4. 五灵脂（渣训）

Oletum Trogopterori.

采集加工：从鼯鼠栖息的树洞或岩洞中掏取粪块，去净石砂杂质，用醋、酒混匀，炒至微干。

性味功能：温，甘。活血散瘀，炒炭止血。

主治用法：心腹瘀血作痛，痛经，血瘀经闭，产后瘀血腹痛；炒炭治崩漏下血。外用治跌打损伤，蛇虫咬伤。

用量：1～3 钱。外用适量，研粉酒调敷。

注意：本品畏人参。

5. 醋柳果（大尔小兴）

Hippophae rhamnoidese L.

采集加工：10～11 月采摘成熟果实。晒干。

性味功能：温，酸，涩。活血化瘀，化痰宽胸，补脾健胃。

主治用法：跌打损伤，瘀血肿痛，咳嗽痰多，呼吸困难，消化不良等。

用量：1～3 钱。

6. 王不留行（露菜）

Vaccariae Semen.

采集加工：7～9 月种子成熟时，割取全草。晒干，打下种子，去杂质。炒至大部分爆白花为度。

性味功能：平，苦。行血调经，下乳消肿。

主治用法：经闭，痛经，乳汁不通，乳腺炎，痈肿扭伤等。

用量：2～4 钱。

禁忌：孕妇忌服。

7. 茅膏菜（大兀）

Droserae Glabratae Herba.

采集加工：7～9 月采集全草。洗净，切段，晒干。

性味功能：温，辛，有小毒。活血散瘀，止痛，祛风通络。

主治功用：月经不调，跌打损伤，腰肌劳损，风湿关节痛，疟疾（贴大椎穴），角膜云翳（贴太阳穴），淋巴结核，湿疹，神经性皮炎。

用量：1~2 钱。外用适量，研粉水调敷患处或贴穴位。

8. 自然铜（楚席）

Pyritum.

采集加工：天然硫化铁矿石。采挖后，去净杂质。装坩埚内，置火中煅红后，倒入醋中淬之，晒干。如此 2~3 次，淬酥后研粉即成。

性味功能：平，辛。散瘀止痛，续筋接骨。

主治用法：跌打损伤，筋伤骨折，瘀血作痛。

用量：1~3 钱，水煎服；或研粉，入丸、散剂服。

9. 阳雀花（渣玛兴）

Caragena franchetiana Kom.

采集加工：6~7 月采集未完全开放的花，阴干。8~10 月挖根。洗净，切段，晒干。

性味功能：

根：平，甘，微辛。活血调经，祛风利湿，滋补强壮。

花：温，甘。祛风活血，止咳化痰。

主治用法：

根：高血压病，头昏头晕，耳鸣眼花，体弱乏力，月经不调，白带，乳汁不足，风湿关节痛，跌打损伤。用量：0.5~1 两。

花：头痛头晕，耳鸣眼花，肺虚咳嗽，小儿消化不良。用量：4~6 钱。

附：锦鸡儿（作玛兴）

Caragana jubata Poir.

采集加工、性味功能、主治用法均同阳雀花。

藏锦鸡儿（色尔东作玛兴）

Caragana tibetica Kom.

采集加工、性味功能、主治用法均同阳雀花。

10. 打碗花（打碗花）

Calystegia hederacea Wall.

采集加工：7~8月采集全草。洗净，切段，晒干。

性味功能：平，甘，淡。调经活血，健脾利湿。

主治用法：月经不调，红白带下，脾虚消化不良，乳汁稀少。
花外用适量，治牙痛。

用量：1~2两。

附：田旋花（田旋花）

Convolvuli arvensis Herba seu Flos.

采集加工、性味功能、主治用法均用打碗花。

11. 鸽粪（桑加巴）

采集加工：将收集的鸽粪去净杂质、羽毛即成。

性味功能：温，辛，有微毒。化瘀消肿，软坚散结。

主治用法：跌打损伤，瘀血肿痛，恶疮肿毒，淋巴结结核。

用量：2~8钱。

12. 多刺绿绒蒿（乌巴拉色尔布）

Meconopsis horridulae Herba.

采集加工：8~9月采集全草。洗净，切段，晒干。

性味功能：寒，苦，有小毒。活血化瘀，镇痛。

主治用量：跌打损伤，瘀血肿痛。

用量：0.5~1钱。

13. 青羊血（路查）

Naemorhedus goral Hardwicke.

采集加工：四季可猎捕。取鲜血盛于盆中晒干即成。

性味功能：温，咸。活血散瘀，续筋接骨。

主治用法：跌打损伤，瘀血肿痛，一切痈肿，筋骨疼痛。

用量：1~2钱，酒冲服或入丸剂服。

14. 银粉背蕨（银粉背蕨）

Aleuritopteris argentea（Gmél.）Fée.

采集加工：7~8月采收全草。晒干。

性味功能：温，淡，微涩。活血调经，补虚止咳。

主治用法：月经不调，闭经腹痛，肺结核咳嗽，咯血。

用量：3~5钱。

15. 土鳖虫（晒补尔）

Eupolyphaga Steleophaga.

采集加工：一般食饵或夜间灯光引诱。捕捉后用沸水烫死，去尽杂质，晒干或烘干。

性味功能：寒，咸，有小毒。活血散瘀，通经止痛。

主治用法：跌打损伤，瘀血肿痛，闭经，产后瘀血作痛。

用量：1～3 钱。

禁忌：孕妇忌服。

第十一章　安神镇惊药

第一节　安神药

1. 柏子仁（秀柏珠古）

Platycladi Semen.

采集加工：8~10月采集成熟果实。晒干，取种子。

性味功能：平，甘。养心安神，润肠通便。

主治用法：神经衰弱，心悸，失眠，健忘，体虚多汗，遗精，便秘。

用量：1~3钱。

2. 猪毛菜（大策尔）

Salsolae collinae Herba.

采集加工：8~9月当花刚开放时采割全草。切段，晒干。

性味功能：平，淡。降血压。

主治用法：高血压病。可煎汤代茶饮。初服小剂量，两周后如有效，可增大剂量，连服5~6个月。对早期患者效果较好。

用量：0.5~1两。

第二节 镇惊药

1. 羚羊角（唑葱）

Saigae Tataricae Cornu.

采集加工：全年可捕取。锯下角，用温水浸渍后，镑片，或锉碎，研粉即可。

性味功能：寒，咸。清热解毒，平肝熄风，降火明目，活血消肿。

主治用法：热性传染病，高热昏迷，谵语发狂，惊痫抽搐，如脑膜炎、大脑炎等，目赤肿痛。

用量：0.3～1.5 钱。

注：当地长角羊的角亦作羚羊角入药，功效较差。

2. 宝盖草（赞木噶）

Lamii amplexicaulis Herba.

采集加工：7～8 月采集全草。洗净，晒干。

性味功能：平，苦。平肝镇惊，接骨。

主治用法：高血压病，小儿惊风等。外用可接骨。

用量：3～5 钱。

3. 刺蒺藜（塞玛）

Tribuli Fructus.

采集加工：8～10 月采集果实。晒干，锯去硬刺，炒用。

性味功能：温，苦。疏肝散风，明目，行血，止痒。

主治用法：头痛，目赤多泪，荨麻疹，乳汁不下等。

用量：1~2钱。

单用治白癜风，研粉，每服2钱，每日2次。

4. 牛黄 （格旺尔）

Bovis Calculus.

采集加工：宰牛时查胆囊、胆管，如有结石就剖开取出，去净附着肉膜，悬挂阴干。

性味功能：凉，苦，甘。清热解毒，开窍豁痰，镇惊熄风。

主治用法：高热神昏谵语，狂躁，小儿惊风抽搐，痰涎壅盛，痈肿疔疮。

用量：0.5~1分。多配丸、散剂用，亦可随汤剂冲服。

5. 马宝 （达龙浪扯多）

Equi Calculus.

采集加工：四季均可采集，为马胃内或胃肠间的结石。完整的马宝呈圆球形或近似卵圆形而扁平，外表粉白色或灰白色，有光泽，呈蜡质状，剖面显层层轮状花纹，灰色，部分有气层，晶莹发黑，微臭。骡宝亦入剂，疗效同马宝。

性味功能：凉，咸，有小毒。清心化痰，镇惊解毒。

主治用法：高热烦躁，小儿惊风，癫痫噎膈，高热痉挛，痰涎壅盛等。

用量：0.3~1钱。配丸、散剂用。

附：羊宝、狗宝

均为胃肠结石，采集加工、性味功能、主治用法均与马宝相近。

6. 鹰爪（辖尔哥）

采集加工：猎取健康白颈老鹰，取爪阴干。

性味功能：温，咸，有小毒。镇惊止痛。

主治用法：治小儿惊风。

用量：1~2只。

7. 高原兔骨（白翁）

采集加工：猎取高原兔，取骨骼，晒干。

性味功能：平，甘。镇惊熄风，祛风止痒。

主治用法：头昏目眩，癫痫疥疮。

用量：4~6钱。

附：望月砂（即兔屎）

采集加工：将收得的高原兔的粪便，去净杂质，晒干。

性味功能：平，咸。明目退翳，杀虫解毒。

主治用法：肺结核，目赤翳障。

用量：3~5钱。

兔脑

高原兔脑的干燥粉末，治胎衣不下，催产。

用量：0.2~1钱。

兔肺、兔眼、兔心

取高原兔的肺阴干，治肺炎。

兔眼治脊背疼。

兔心治心脏病，失眠，头晕。

第十二章　芳香开窍药

1. 麝香（拉泫）

Moschus.

采集加工：秋、冬季捕获雄性麝后，将麝的脐部腺囊取下，去净皮毛及杂质，阴干。

性味功能：温，辛。开窍，通经活络，消肿止痛。

主治用法：惊痫昏迷，中风痰厥，痞块积聚，寒邪腹痛，痈疽肿痛，无名恶疮，跌打损伤。

用量：3~5厘。多配合其他药制成丸、散剂内服或外敷。

禁忌：孕妇忌用。

第十三章 补养药

第一节 补气药

1. 春黄芪（蒗三噶尔布）

Astragalus tibetanus benth. ex Bunge.

采集加工：7~9月采挖根部。洗净，切段，晒干。

性味功能：温，苦。补气固表，托里排脓，消肿生肌。

主治用法：表虚自汗，气虚血脱，消化不良，痈疽不溃或溃不收敛，水肿等。

用量：3~5钱。

2. 膜荚黄芪（蒗三冈卜涧）

Astragalus membranaceus（Fisch）Bge.

采集加工：8~10月挖根部。洗净，切片，晒干。

性味功能：微温，甘。补气固表，托疮生肌。

主治用法：体虚自汗，脾胃虚弱及气虚下陷引起的胃下垂，肾下垂，子宫脱垂，脱肛，久泻，慢性肾炎，血小板减少性紫癜，白细胞减少症，贫血，糖尿病，乳汁缺乏，月经不调，带下，痈肿疮疖及各种神经性皮炎。

用量：3~5钱至1~4两。

附：云南黄芪（富噶尔）

Astragalus yunnanensis Franch.

采集加工、性味功能、主治用法同膜荚黄芪。

3. 佛手参（喔翁纳花）

Gymnadenia conopsea（L）R．Br.

采集加工：9～10 月挖根。去茎苗，洗净，晒干。

性味功能：平，甘。补血益气，生津止渴，理气止痛。

主治用法：病后体弱，神经衰弱，肺虚咳喘，虚劳消瘦，乳汁缺少，慢性肝炎，阳痿，久泻，白带，跌打损伤，瘀血肿痛。

用量：1～3 钱。

4. 人参果（戳玛）

Ginseng Fructus.

采集加工：8～10 月采挖根块。洗净，晒干。

性味功能：平，甘。健脾益胃，生津止渴，益气补血。

主治用法：脾虚腹泻，病后贫血，营养不良等。

用量：0.5～1 两。

5. 糖芥（冈托巴）

Erysimi diffusi Semen.

采集加工：8～9 月采集成熟果实。晒干，打下种子，去杂质。

性味功能：寒，甘，涩。益气养血，清热镇咳，强心，解毒。

主治用法：气虚体弱，肺结核咳嗽、发热，心悸心慌，并能解肉毒。

用量：1~3 钱。

6. 狐肉（洼）

Carnis Vulpes.

采集加工：捕猎的狐，剥皮后将肉悬挂通风处晾干。

性味功能：温，甘，咸。温中补虚，利水解毒。

主治用法：水肿，胃痛，疥疮。

用量：4~7 两炖服。

附：①干燥的肝粉末，兑酒服 1~2 钱，治胃痛，明目；

②风干的胆研粉，1~2 钱冲服，治胃痛；

③头骨捣碎研面，兑酒服治头晕；

④肺烘干研面，开水冲服 1~2 钱，治肺炎，气管炎。

第二节　补血药

1. 土当归（罗马渣位加瓦）

Angelicae gigatis Radix.

采集加工：8~10 月挖根。洗净，切片，晒干。

性味功能：温，甘，辛。补血调经，润燥滑肠。

主治用法：月经不调，痛经，功能性子宫出血，血虚闭经，贫血，血虚头痛，慢性盆腔炎，脱发，血栓闭塞性脉管炎，跌打损伤，肌肉关节疼痛，血虚便秘。

用量：2~6 钱。

2. 灵芝（过夏）

Ganoderma.

采集加工：为腐生真菌，全年可采。采集全部菌座。洗净，晒干。

性味功能：温，苦。滋养强壮，养心益肾。

主治用法：头晕，失眠，神经衰弱，高血压病，冠心病，血胆固醇过高症，肝炎，慢性支气管炎，哮喘，硅沉着病，风湿性关节炎。外用治鼻炎。

用量：1～3钱。多用灵芝酊剂。

3. 角蒿（乌确玛尔布）

Incarvilleae Sinensis Radix.

采集加工：8～10月挖根。洗净，切片，晒干。

性味功能：温，甘淡。滋补强壮。

主治用法：乳汁缺少，久病虚弱，头晕气短，贫血等。

用量：1～3钱。

4. 紫河车（霞玛）

Hominis Placenta.

采集加工：收集健康产妇的产鲜胎盘，放入清水中漂洗，剔除筋膜，挑破脐带周围的血管，挤出血液，反复漂洗数次，并轻轻揉洗至洁净为止，放入沸水中煮至胎盘浮起时取出，烘干。

性味功能：温，甘，咸。益精，补血，补气。

主治用法：体质虚弱，白细胞减少症，贫血，肺结核咳喘，盗汗，神经衰弱，心跳，气短，遗精，阳痿，不孕症，子宫肌炎，慢性气管炎。

用量：1～2钱，研粉或入丸、散剂服。

5. 野牛心血（仲格宁查）

采集加工：四季可猎捕。将捕获的野牛，立即取出带血的心脏，挂通风处阴干。

性味功能：温，咸。补血益气，强心。

主治用法：气血亏损，心跳气短，各种心脏病。

用量：1～3钱，研粉或入丸、散剂服。

第三节　补阴药

1. 羊齿天门冬（尼兴色尔玛买巴）

Asparagi filicini Radix.

采集加工：9～10月挖取根块。除去须根，洗净，用蒸笼蒸至外皮易剥落时取出，趁热剥去外皮，抽心，晒干。

性味功能：寒，甘，苦。滋阴润燥，清肺止咳。

主治用法：支气管炎，扁桃体炎，肺结核咳嗽，口干舌燥，肺脓疡，百日咳，咯痰带血，津枯便秘，糖尿病。

用量：0.2～1两。

2. 冬虫夏草（雅杂滚布）

Cordyceps.

采集加工：6～7月挖取虫体及菌座。除去泥沙及外层粗皮，晒干。

性味功能：温，甘。补肺益肾，止血化痰。

主治用法：肺结核咳嗽，咳血，咯血，虚喘，盗汗，遗精，阳痿，腰膝酸痛。

用量：1~3钱。

3. 轮叶黄精（惹涅）

Polygonatum verticillatum（Linn.）All.

采集加工：8~10月挖取根茎。除净泥土及根须，蒸熟后晒干。

性味功能：平，甘。补脾润肺，养阴生津。

主治用法：肺结核干咳无痰，久病津亏口干，倦怠乏力，糖尿病，高血压病。外用黄精流浸膏治脚癣。

用量：3~6钱。

4. 南沙参（陆堆多杰咸巴）

Adenophorae Radix.

采集加工：8~10月挖取根部。洗净，切片，晒干。

性味功能：凉，甘。清热养阴，润肺止咳。

主治用法：阴虚肺热，咳嗽，气管炎，百日咳，咯痰黄稠，病后阴虚体弱。

用量：2~4钱。

注意：本品反藜芦。

附：松叶沙参（幸者喔布）

Adenophora pinifolia Kitagawa.

采集加工、性味功能、主治用法均同南沙参。

5. 海韭菜（那冷门）

Triglochinis Herba.

采集加工：6～7月采全草。洗净，切条，晒干。

性味功能：平，甘。清热养阴，生津止渴。

主治用法：热病伤阴，口干燥渴，病后虚热。

用量：2～4钱。

6. 禾叶墨斛（禾叶墨斛）

Eria qraminifolia Lindl.

采集加工：7～8月采集全草。切段，晒干。

性味功能：寒，甘，淡。滋阴益胃，生津止渴。

主治用法：热病伤津，口干烦渴，病后虚热，胃酸缺乏。

用量：1～3钱。

第四节　壮阳药

1. 列当（莪爪橡则）

Orobanchetis Herba.

采集加工：6～8月采集全草。洗净，切段，晒干。

性味功能：温，甘。补肾助阳，强筋骨。

主治用法：腰膝腿软，阳痿早泄。外用治小儿腹泻，肠炎，痢疾。

用量：2～3钱。外用适量，煎汤洗脚。

2. 菟丝子（朱匣琼瓦）

Cuscutae Semen.

采集加工：7～10 月采集全草。晒干，打出种子，去杂质。

性味功能：温，辛，甘。补养肝肾，益精明目，壮胆。

主治用法：腰膝酸软，阳痿，遗精，尿频，头晕目眩，视力减退，胎动不安。

用量：2～5 钱。

3. 鸡肾草（鸡肾草）

Habenariae rhodochellae Herba.

采集加工：8～9 月采集全草。洗净，晒干。

性味功能：平，甘，淡。补肾壮阳。

主治用法：肾虚腰痛，阳痿，疝气等。

用量：1～3 钱。

4. 雪莲花（冈拉美多）

Saussureae Herba.

采集加工：6～8 月采集全株。洗净，晒干。

性味功能：温，甘，微苦。补肾壮阳，调经止血。

主治用法：雪盲，肾虚腰痛，阳痿，月经不调，崩漏带下，咳嗽痰多，风湿性关节炎。外用治创伤出血。

用量：3～5 钱。外用适量，鲜品捣烂敷患处。

5. 野韭菜子

采集加工：8～9 月采收成熟种子，晒干。

性味功能：温，辛，甘。补肾壮阳，固精。

主治用法：肾虚腰痛，阳痿，早泄，遗精，小便频数。

用量：2～4钱。

6. 阳起石（阳起石）

Actinolitum.

采集加工：为硅酸盐矿石，挖出后，去净杂石泥土。

性味功能：温，咸。补肾壮阳，破结消肿。

主治用法：肾虚精乏，子宫虚冷，崩带，腹痛水肿，腰膝痛。

用量：1～3钱。

7. 蛤蚧（藏巴改热）

Gecko.

采集加工：捕捉后剖开胸腹，除去内脏，将血液抹干，不可水洗，用竹片撑开系好，再用微火焙干。

性味功能：温，咸，有小毒。补肺滋肾，益精助阳，定喘止咳。

主治用法：支气管哮喘，肺结核咳嗽，咯血，阳痿等。

用量：1～2钱，多入丸、散剂服。

8. 雪蛙

Rana chensinensis.

采集加工：6～8月捕捉。捕捉后剖腹除去内脏，去净血液，不可水洗，用竹片撑开系好，焙干。

性味功能：温，甘，咸。补肾壮阳。

主治用法：肾虚腰痛，阳痿，遗精。

用量：0.5～1钱，研粉冲服。

9. 驴肾（崩买大）

采集加工：取无病驴的睾丸和阴茎，阴干。

性味功能：温，甘，咸。补肾壮阳。

主治用法：肾虚腰痛，阳痿。

用量：2～4钱，入丸剂服。

10. 狗肾（其大）

Ren Canitis.

采集加工：取健康狗的睾丸和阴茎，晾干。

性味功能：温，酸。补肾壮阳。

主治用法：肾虚阴囊冷痛，阳痿，妇女痨疰，劳损腰痛，尿频。

用量：1～3钱，入丸剂服。

11. 野马肾（姜大）

采集加工：全年可捕猎。猎取后，剥去睾丸和阴茎，去油脂，晾干。

性味功能：温，甘，咸。补肾壮阳。

主治用法：肾虚腰痛，阳痿。

用量：2～4钱，入丸剂或研粉冲服。

12. 羊肾（鲁大）

Ren caprae seu ovis.

采集加工、性味功能、主治用法均同狗肾。

第十四章　消导药

1. 莱菔子（罗吾）

Raphani Semen.

采集加工：种子成熟时，割取全株。晒干，打下种子，除去杂质即得。生用化痰，微炒消食。

性味功能：平，辛，甘。下气定喘，化痰消食。

主治用法：胸腹胀满，食积气滞作痛，痰喘咳嗽，下痢后重。

用量：1~4钱。

附：枯萝卜

采集加工：采收种子时，连根拔起。割去地上部分后，洗净晒干。

性味功能：平，甘。利尿，消肿。

主治用法：小便不利，水肿。

用量：0.3~1两。

另：生萝卜拌蜜服，治支气管炎和热性哮喘。

2. 鸡内金（甲得泡歪囊巴色尔布）

Galli Gigerii Endothelium Corneum.

采集加工：杀鸡时取出鸡胃，趁热剖取内皮，洗净，晒干。

性味功能：平，甘。健脾开胃，消食化积。

主治用法：消化不良，食欲不振，食积腹胀，小儿疳积，反胃呕吐，遗尿。

用量：1~3钱。

3. 老鹰胃（甲姑波阿）

采集加工：捕获白颈老鹰后，剖腹取出胃，洗净，焙干。

性味功能：平，甘。健脾开胃，消食化积，止痛。

主治用法：胃痛，消化不良，食欲不振，食积腹胀，小儿疳积。

用量：0.5~1钱，研面服。

4. 山刺梨（色瓦）

Rosasericea Lindl.

采集加工：8~10月采集根部及果实。洗净，晒干。

性味功能：平，甘，酸，涩。消食健脾止痢。

主治用法：消化不良，积食腹胀，肠鸣腹泻。

用量：3~5钱。

5. 青稞芽（珠江巴）

采集加工：用青稞放水中浸透七成，捞出装入筐内，上盖温草，每天洒水，保持一定温度，待发芽2~4厘米时，取出晒干炒焦。

性味功能：平，甘，咸。消食行气，健脾开胃。

主治用法：消化不良，积食腹胀，小儿疳积。

用量：3~5钱。

第十五章 固涩药

1. 金樱子（荣塞）

Rosaelaevigatae Fructus.

采集加工：9～10 月采收成熟果实。除去毛刺，剖开，除去核子及毛绒，晒干。9～10 月挖根。洗净，切片，晒干。

性味功能：

果：平，甘，酸。补肾固精。

根：平，甘，淡。活血散瘀，祛风除湿，解毒收敛，杀虫。

叶：平，苦。解毒，消肿。

主治用法：

果：肾阳虚，阳痿，高血压病，神经性头痛，久咳，自汗，盗汗，脾虚泄泻，慢性肾炎，遗精，遗尿，白带，崩漏。

根：肠炎痢疾，肾盂肾炎，乳糜尿，象皮肿，跌打损伤，腰肌劳损，风湿关节痛，遗精，月经不调，白带，子宫脱垂，脱肛，外用治烧烫伤。

叶：外用治疮疖，烧烫伤，外伤出血。

用量：

果：1～5 钱。

根：0.5～2 两。

叶：外用适量，鲜叶捣烂外敷患处。

2. 长筒马先蒿（露茹色尔布）

Pedicularis tubiformis Flos.

采集加工：7～8月采集全草。洗净，晒干。

性味功能：寒，涩。涩精，利水。

主治用法：遗精，水肿，耳鸣，痈肿。

用量：0.5～2钱。

3. 元枝蓼（逆阿落）

Polygonum periginatoris pauls.

采集加工：8～10月挖。洗净，切片，晒干。

性味功能：温，辛。涩肠止痢。

主治用法：急慢性痢疾，肠炎。

用量：3～5钱。

4. 赤石脂（多来）

采集加工：为天然的一种红色多水高岭土。选择红色滑腻如脂的块状体，除去杂石，泥土。研细或水飞晒干，生用或炒用。

性味功能：温，甘，涩。止泻，止血，敛疮，生肌。

主治用法：久痢滑泻，便血，崩漏，带下。外用治溃疡不敛。

用量：2～8钱。外用适量，研粉敷患处。

第十六章　驱虫药

1. 贯仲（敦朴热惹）

Dryopteris Crassirhizomatis Rhizoma.

采集加工：7～9月挖取根状茎，除去泥沙及须根。切片，晒干。生用或炒用。

性味功能：凉，苦。有小毒。清热解毒，止血，杀虫。

主治用法：预防麻疹，流行性感冒，感冒，流行性乙型脑炎。治流行性感冒，痢疾，子宫出血，钩虫病，蛔虫病，蛲虫病。

用量：2～5钱。

禁忌：孕妇慎用。

2. 窃衣（窃衣）

Torilis scabra（Thunb.）DC.

采集加工：8～9月采收成熟的果实。晒干，挖根，洗净，切片，晒干。

性味功能：温，苦，有小毒。杀虫，解毒。

主治用法：

果实：治肠蛔虫症。

根：治食物中毒。

用量：

果实：0.8～1.5钱。

根：1~3钱。

3. 野棉花（野棉花）

Anemones vitifoliae Herba.

采集加工：8~10月挖取根部。洗净，晒干。

性味功能：寒，苦，有小毒。祛风，散瘀，利湿，驱虫。

主治用法：跌打损伤，风湿关节痛，肠炎，痢疾，蛔虫病，钩虫病，蛲虫病。捣烂敷大椎穴治疟疾。灭蝇蛆。

用量：1~2钱。外用适量。

4. 香茶菜（兴木蒂那布）

Rabdosiae glaucocalycis Herba.

采集加工：8~9月采集叶和花，阴干。

性味功能：寒，甘，苦。清热解毒，散瘀消肿，驱虫去翳。

主治用法：毒蛇咬伤，跌打肿痛，筋骨酸痛，疮疡，角膜炎，蛔虫腹痛。

用量：0.5~1两，水煎服或水煎冲黄酒服。外用适量，鲜品捣烂敷患处。

第十七章　外用药

1. 紫堇（瓦敦木奥噶尔）

Corydalis edulis Herba.

采集加工：8～9月采挖根。洗净，晒干。

性味功能：寒，苦，涩，有毒。解毒，杀虫。

主治用法：①顽癣或牛皮癣：根磨酒或醋，外搽；

②一般疮毒：根熬水频洗；

③毒蛇咬伤：根捣烂外敷。

2. 垂枝银莲（苏布噶瓦）

Anemone demissa Hook. f. et. Thoms.

采集加工：9月采种子和茎叶，分别碾末。

性味功能：温，麻，有毒。杀虫止痒。

主治用法：

种子：治各种体癣；

叶：碾末撒布，治创伤，防腐杀菌。

用量：外用适量，不能内服。

3. 瑞香狼毒（热加巴）

Stellera chamaejasme L.

采集加工：8～10月挖根，去茎叶。洗净，切片，晒干。

性味功能：平，辛，苦，有毒。散结，逐水，杀虫，止痛。

主治用法：水气肿胀，淋巴结结核。外用治疥、癣，杀蝇、蛆。

用量：3~8分。外用适量，煎水洗或研粉敷患处。

4. 大飞燕草（拉部则美多）

Delphinium grandiflorum.

采集加工：7~8月采集全草。切段，晒干。

性味功能：寒，苦，辛，有毒。杀虫止痛。

主治用法：齿龈肿痛，各种体癣，灭虱，外敷治骨折。

用法用量：煎水含漱，不可吞下。外用适量，禁止内服。

5. 斑蝥（卜羌巴）

采集加工：7~9月捕捉。捕捉时须带手套，以免刺激皮肤。捉住后，放沸水中烫死，晒干。

性味功能：寒，辛，有大毒。破血散结，攻毒。

主治用法：颈淋巴结结核，皮肤顽癣，狂犬咬伤，肝癌。

用量：1~3个。炮制后水煎服或入丸、散剂服。外用适量。

注意：此药有大毒，内服宜慎。孕妇必须忌服。

6. 雄黄（东绕）

采集加工：为含硫化砷的矿石。采挖后，去除杂石泥土，研细粉。

性味功能：温，辛，有毒。燥湿，杀虫，解毒。

主治用法：惊痫，久疟，咳喘，痈疽疮毒。外用治虫蛇咬伤，神经性皮炎，黄水疮，带状疱疹，蛲虫病。

用量：1～4分，小儿酌减。外用适量。

禁忌：孕妇忌服。

7. 炉甘石（抗梯）

采集加工：为天然产的三方菱锌矿。挖出后，去净杂质。

性味功能：平，甘。明目去翳，燥湿生肌。

主治用法：目生翳障，眼结膜炎，睑缘炎，多眵，多泪，溃疡久不收口，皮肤湿疹。

用量：外用适量，不能内服。

8. 硼砂（擦拉）

采集加工：为天然产的硼砂。挖取后，将矿砂溶于沸水中，滤净，冷却后析出结晶，取出干燥。

性味功能：凉，甘，咸。清热消痰，防腐解毒。

主治用法：急性扁桃体炎，咽喉炎，口腔炎，齿龈炎，中耳炎，眼结膜炎，汗斑。

用量：外用适量，配合其他药物研粉搽敷患处。一般不内服。

9. 硇砂（加擦）

采集加工：为含有氯化铵类的一种矿石。挖取后去净杂质，生用或和醋煮干成霜。

性味功能：温，苦，辛，咸，有毒。消积，软坚，化痰。

主治用法：噎膈反胃（食道癌）。外用治目翳胬肉，痣黡疣赘，痈疽等。

用量：1～3分。

禁忌：孕妇忌服。

10. 碱（谓妥）

采集加工：燃烧后的草木灰。经熬后浓缩而成，主要含氢氧化钠。

性味功能：温，辛，苦。磨积化滞，祛痰消坚，中和胃酸。

主治用法：慢性胃炎，胃酸过多，外用治瘰疬，消毒。

用量：2~5分。外用适量。

11. 酒（热阿口）

采集加工：由青稞煮熟发酵制成，分青稞酒和青稞白酒。

性味功能：热，辛，甘，淡。活血通络，兴奋散寒，外用消毒杀菌。

主治用法：作活血散瘀、祛寒除湿、通经活络药的引导药，酒送服，有助药力发挥。有配制酊剂用。外用消毒皮肤及手术器械。

12. 大头羊血（念查）

采集加工：四季可猎捕。取鲜血盛于盆中晒干，切成2~3厘米长的小块即成。

性味功能：温，咸。活血散瘀，消毒。

主治用法：外伤筋骨疼痛。酒调适量敷患处。喷撒鲜血可作环境消毒用，预防各种传染病。

用量：内服1~2钱，酒冲服。

附：黄羊血（拉则查）

采集加工、性味功能、主治用法同大头羊血。

13. 麻雀粪（坑儿准）

采集加工：四季可采。搜集麻雀粪，去杂质。

性味功能：温，辛。消肿散结。

主治用法：急性乳腺炎。醋或酒调，适量外敷患处。

14. 野马油（江次鲁）

采集加工：四季可猎捕，捕获后剥皮，取脂肪，置锅内炼溶化，过滤杂质，倒入干净容器中，冷却。

性味功能：平，咸。杀虫止痒，滋润皮肤。

主治用法：各种皮肤病：体癣，神经性皮炎，冻烫伤，干裂，皮肤枯燥等。单用涂敷于患处。或以野马油作赋形剂，加入其他药。制成药膏外用。

附：猞猁油（依次鲁）、旱獭油（其伪次鲁）

采集加工、性味功能、主治用法均同野马油。

15. 多托罗（多托罗噶尔布或多托罗玛尔布）

采集加工：为天然矿石。采集成熟的白色或红色的，研面。

性味功能：寒，甘，咸。消炎退翳明目。

主治用法：结膜炎，眼痛。

用量：外用适量。

16. 蜂房（章苍）

采集加工：秋、冬采取，稍蒸，倒出死蜂，晒干，剪成碎块，炒至微黄。

性味功能：平，甘，有毒。祛风，杀虫，解毒。

主治用法：惊痫，风湿痛，牙痛，皮肤顽癣，疮疡肿毒，急性乳腺炎，淋巴结结核，头风痛，百日咳，蜂蜇肿痛。

用量：1~2钱。外用适量。

第十八章　其他药

1. 俄多噶：治神经性头痛，肝大，痔疮。

2. 库尔杂：治乳腺炎，气管炎，胸痛。

3. 筛堆果果：治感冒，气管炎，高血压。外用活血消肿。

4. 杜巴才尔坚：养心安神，润肠通便。

5. 冈噶尔虚如：清热解毒。治气管炎，肺炎。

6. 日阿尔达：清热解毒。治疗气管炎，肝炎，胆囊炎。

7. 桑尔达：同上。

8. 鱼脑石：软坚散结。治胃结石，胆结石。

9. 果巴：解表发汗。治感冒发热。

10. 色玛噶布：治遗精，尿血。

11. 甲久那布：消炎，退热。

12. 帮灿布入：止咳，降血压；外用促进伤口愈合。

13. 杰差美多：温中散寒。治胃腹冷痛，腹胀，消化不良，关节痛。

14. 甲措色齐：利尿止淋。治尿路感染。

15. 塞玛波：治肠炎痢疾。

16. 吐着：防治感冒。

17. 肯琼色尔布：防治感冒，气管炎。

18. 刺尔文：治口腔炎，鼻窦炎。

19. 赞迟：清热利胆。治肝炎，胆囊炎。

20. 萨给旺：外用治口腔炎。

21. 究冈儿：治肺炎，气管炎。

22. 垛江噶：治痢疾，肺炎。

23. 垛琼丝：治痢疾，肠炎，消化不良。

24. 垛给旺：清热消炎。

25. 萨阿究：治肠炎、痢疾。

26. 帮之木布：治疗皮肤病。

27. 野及：8月采带根全草。消炎药，治胃炎，胆囊炎。

28. 重倒牛：杀虫药。

29. 达勒文

30. 几恣色尔布

31. 甘贡木布

32. 帮之道布

33. 拍鲁

34. 曲鲁

35. 可拉马查

36. 卡古斯布

37. 研吐

38. 鲁芝吐蒲

39. 研得萝

40. 查冈巴

41. 泽新伯

第三部分　药用价值

在毛主席革命卫生路线的指引下，藏医藏药同中医中药、西医西药一样，得到了很大的发展，在防病治病中，发挥着很大的作用，受到广大贫下中农牧的欢迎。通过这次采药调查，证明阿里广大地区，有着种类多、分布广、藏量大的中草药，其中有150多种，可供大量采集应用。临床实践也证明，应用本地的中、藏草药配方，对于当地的常见病、多发病，如感冒、气管炎、胃炎、关节炎、肠炎、痢疾、肝炎、高血压、尿路感染、中耳炎、结膜炎等，都有较好的疗效。

但是，由于地理条件所限，药物品种不全，还不能满足当地的需要。有些系统的药物很少，甚至没有；而有些系统的药则品种多，藏量大。为了更好地发挥阿里地区中、藏草药的作用，最好能和内地互通有无，国家收购一部分这里盛产的药物，再运送上来一些这里缺少的药物。这样，配起方来，就能治疗更多的病，使这里的药物，发挥更大的作用。

目前，阿里地区中、藏草药不能很好发挥作用的另一个因素，是采、制、加工困难。广大贫下中农牧很欢迎中、藏草药。但目前的加工还很原始，很多地方是用石头对石头轧面，有些县连铁船都没有，加工费劳力、粗糙，服用不方便。至于做丸、片、膏等剂型，还没开始；提纯、浓缩、针剂更谈不上。因此，适当运来一些药材加工设备，建立小药厂，是非常必要的。

鉴于阿里地处祖国边疆，交通困难，运输线长，又是重要的战略前方，因此，更好地发挥本地中、藏草药的作用，具有重要的战略意义和深远的现实意义。而阿里的中、藏草药，也确实将是大有可为的。

蒲公英记（代后记）

蒲公英，又名黄花地丁，出自《唐本草》，性寒，味甘微苦，归肝、胃经，功能清热解毒，消肿散结，并可催乳。临证处方中俯拾皆是，并未引以为意，不过寻常药味而已。然行至西藏阿里，世界屋脊之上，再见此小小草药，绽放盎然生机，让我知晓，它在方药书中的寥寥数笔，写就的却是生命传奇。

蒲公英并不稀罕，全国各地随处可见。在灌木丛中，在杂草之间，它卓尔不群，甚至可以长高至二三十厘米，向着太阳，开出美丽娇嫩的花，带着不屈不挠的自信，透着达观向上的生命之力，生根发芽，成叶生花，花罢成絮，因风飞扬，马路边，湖泊旁，水渠畔，山脚下，即便在雪域高原，寸草难生之地，甚至在海拔5000米、千里冰封的雪线之上，都能落地成家，花艳如霞。阿里地区，即便是炎热七月，仍然十分寒冷。傍晚时分，一阵山风，一朵乌云，带来一场小雪，将盛开的蒲公英掩埋。第二日清晨，阳光灿烂，将冰雪融化，蒲公英又露出坚强的绿叶，挺拔的花茎，金黄的花朵。微风吹来，如向采药人致意，随风摇动，潇洒自信。适者生存，蒲公英用一己之力，诉说高原生生之道，平添高原绿意生机。蒲公英耐寒超凡，适应力顽强，让人惊叹，令人佩服。采药过程中还发现，蒲公英中愈是茎叶茂盛者，其根愈是深扎地下，难怪称它为"黄花地丁"，英文名Dandelion，意为"狮子牙齿"。

高原上的蒲公英，没有梅兰竹菊清雅，不似牡丹芍药之国色，普通而不卑微，平凡而不俗气。黄色小花，极尽夏花之灿烂；白色羽翼，延续生生之不息；绿色不羁，绽放属于自己生命的美丽。质朴无华，一如藏民脸上的笑容，一览无遗。

花开花落，蒲公英并未匆匆离去，化作菜肴，风干成茶茗。饥荒之年，可做野菜，食之而不伤胃气。或全草入药，药用善泻胃火，力量柔和持久，不损脾运。蒲公英可食，可药，可煎汤内服，又可研碎外用；其貌不扬，却用生命之机，守护一方疾苦安宁。《本草新编》赞之曰："至贱而有大功，惜世人不知用之。……蒲公英亦泻胃火之药，但其气甚平，既能泻火，又不损土，可以长服久服而无碍。凡系阳明之火起者，俱可大剂服之，火退而胃气自生。""至贱"谓之遍地生长，随处可得；"大功"言其疗效确切，常获奇功。

高原邂逅，对蒲公英有了很深的感情，如手中爱卒，常驱之以疗疾患。或以治乳痈乳炎、瘰疬结核，或以疗发热肺炎、咽喉肿痛，或用来治风火赤眼、疔毒疮肿，或以之疗胃炎溃疡、热淋肠痈，配伍应用，常奏奇功。如数年前曾诊一位29岁女研究生，因抑郁症休学在家，兼患慢性乳腺炎三年余，右乳一质硬肿块如掌大，皮肤色暗无溃疡，推之根基尚可移动，病理诊断非恶性，却是遍寻名家，尝试百法，苦无奏效。因缘际会，遇我门诊。患者来自京郊农村，彼时正值初夏，蒲公英遍地开满。我嘱其采蒲公英新鲜者250克，合芒硝100克，捣泥湿敷患处，上盖一层保鲜膜，以湿毛巾热敷，日夜不停，一日换两次药。一周后，肿块竟开始变软；坚持一月，肿块完全消失。此后患者精神状况改观，抑郁之症，也随之减轻。今年患者因他病来我门诊，诉此症再未发过，闻此不由赞叹，蒲公英真有神效也。

一花一世界，一叶一菩提。蒲公英之境，无矫揉造作之嫌，无挑三拣四之癖，淡泊豁达，顽强不息，默默无闻，赤诚付出，至真至简，造福于这片土地，保康于广大百姓。我喜欢蒲公英，是发自内心的喜欢。

手稿原件

目 録

(1456)

129

12、西藏蔷薇	2. 蒲公英
13、柳	3. 菥蓂
(五) 温里药 (23—24)	4. 紫花地丁
1. 藏茴香	5. 马蔺
2. 喜玛拉雅东莨菪	6. 紫参 附 草叶参
附喜玛拉雅东莨菪花	7. 藏黄连 附 淀连
3. 天仙子	8. 山莨
4. 伏龙肝	9. 辣蓼
5. 野韭菜	10. 乌奴龙胆
(六) 芳香化湿药 (25)	11. 粉苞苣
1. 青蒿	12. 筋骨草
2. 黄花蒿	13. 锯锯藤
(七) 清热药 (25—	14. 马鞭草
甲. 清热解毒药 (25—4	15. 委陵菜
1. 三棵针	16. 马勃

(1456)

131

17. 马先蒿

18. 地耳草

19. 纤毛婆婆纳

20. 串矩翠雀

21. 红马蹄草

22. 伞梗虎耳草 附

  匙叶虎耳草

23. 披针叶虎耳草

24. 虎耳草

25. 水金楼

26. 天香炉

27. 偏芒

28. 绢毛苣

29. 糖茶藨

30. 鹿梨草

(1456)

31. 水黄连

32. 角茴香

33. 海绵藤

34. 路旁菊

35. 黄花紫堇

36. 大花圆头菊

37. 鱼腥草

38. 野菊花

39. 大紫苞风毛菊

40. 线叶风毛菊 附

  浅裂叶风毛菊,风毛菊

41. 胡黄连

42. 铁线草

43. 阿氏蒿

44. 茴芹

45. 喜马拉雅米口袋	4. 壳杆穹
46. 野荞麦	5. 翼首草
47. 北陵鸢尾	6. 报春花 附黄花报春花
48. 卷丝苣苔	7. 鞑新菊
49. 小毛莨	8. 西藏梦蕾
50. 苦荬菜	9. 连钱草 附扭连钱
51. 蝠子草	10. 毛瓣绿绒蒿 附
52. 蜥蜴	黄花绿绒蒿
53. 猫头鹰	11. 船形乌头
54. 狼毒头	12. 鞑叶棘豆 附
乙、清热燥湿药（47～54）	叶棘豆、眠花叶棘豆
1. 夏枯草	13. 黑耳草
2. 龙胆草	14. 向日葵
3. 白花龙胆	15. 藏微紫草
附泽端蕾	16. 华金腰子

(1456)

17. 单花鸢尾	J. 清热降火药 (59—62)
18. 獐牙菜	1. 石膏
19. 虎掌草	2. 寒水石
20. 狗尾草	3. 兰花龙胆 附22色龙胆
	4. 芦根
丙. 清热凉血药	5. 熊胆 附熊油,熊骨,熊掌
(55—58)	
1. 金针大蓟	6. 牛胆
2. 荞菜	7. 羊胆
3. 紫草 附假紫草	8. 鸡胆
4. 结血蒿	9. 猪胆
5. 凤草花	10. 藏玄参
6. 柳叶藓	(八) 止咳化痰药 (62—68)
7. 白茅根 附白茅花	1. 紫菀 附紫菀千花
8. 旱麦瓶草	毛冠紫菀
9. 兴安升麻菜	2. 前胡
10. 黄牡丹	3. 杏仁

(1456)

134

4. 旋复花 附金沸草	19. 天南星
5. 鼠曲草	20. 水獭肝.
6. 追头菊	（九）无理气药〈69-71）
7. 打火草	1. 土木香
8. 红景天	2. 甘松
9. 蓝石草	3. 草香附
10. 蓝布裙	4. 紫茎棱子芹
11. 高山黄华 附紫花黄华	5. 鹿蹄特青兰 附异叶青兰
12. 丛菔	6. 刺参
13. 紫花芥	7. 羊衰 附羊肝
14. 草茵	（十）理血药
15. 棱砂贝母	甲、止血药〈71-80）
16. 螃蟹甲	1. 大蓟 附刺头菊
17. 石杉子苗	2. 飞廉
18. 土半夏	3. 小蓟

4. 茜草	19. 甘肃棘豆
5. 卷柏	20. 翌叶蒿
6. 翻白草	21. 耧斗菜
7. 问荆	22. 独行菜
8. 红花杜鹃 附小叶杜鹃	乙、活血化瘀药（80-86）
9. 假楼斗菜	1. 桃仁 附桃树根,茎枝皮、
10. 山罗松	桃叶,桃花,桃奴
11. 棋盘花	2. 丹参
12. 血余炭 附人指甲	3. 岩川芎
13. 百草霜	4. 五灵脂
14. 侧柏叶 附曲枝柏	5. 醋柳果
15. 景天三七	6. 王不留行
16. 云母石	7. 荠菜
17. 童便	8. 自然铜
18. 仙鹤草	9. 阳雀花 附锦鸡儿、藏锦鸡儿

(1456)

10. 打碗花 附田旋花	5. 弓室 附牛室、狗室
11. 鸽粪	6. 鹰爪
12. 多刺绿绒蒿	7. 高原兔骨 附 望月砂、
13. 青羊血	兔脑、兔肺、兔眼、兔心
14. 银粉背蕨	(十二) 芳香开窍药 (87)
15. 土鳖虫	1. 麝香 (87-88) (87)
(十一) 安神镇惊药 (86-	(十三) 补养药 (89-
甲、安神药 (86-87)	甲、补气药 (89—91)
1. 柏子仁	1. 春黄芪
2. 猪毛菜	2. 膜荚黄芪 附云南黄芪
乙、镇惊药 (87—88)	3. 佛手参
1. 羚羊角	4. 人参果
2. 宝盖草	5. 糖芥
3. 刺蒺藜	6. 狐肉 附狐肝、胆、肾、肺
4. 牛黄	乙、补血药 (92—93)

(1456)

137

1. 土鳖虫   3. 鸡肾草

2. 灵芝   4. 雪莲花

3. 角蒿   5. 野韭菜子

4. 紫河车   6. 阳起石

5. 野牛心血.   7. 蛤蚧

    丙. 补阴药(93-95)   8. 雪蛙

1. 羊齿天冬   9. 驴肾

2. 冬虫夏草   10. 狗肾

3. 轮叶黄精   11. 野马肾

4. 南沙参 附松叶沙参   12. 羊肾

5. 细叶石斛   (十四) 消导药(98-100)

6. 倒扒菜   1. 莱菔子 附枇杷卜

    丁. 壮阳药(95-98)   2. 鸡内金

1. 列当   3. 老鹰胃

2. 菟丝子   4. 山刺梨

(1456)

138

(1456)

1. 俄多嘴
2. 库尔杂
3. 薛堆果
4. 杜巴棕里
5. 闪嘴尔虎加
6. 日阿所达
7. 桑尔达
8. 鱼脑石
9. 果巴
10. 色玛嘴布
11. 甲久那布
12. 帮妙布入
13. 杰差美多
14. 甲措色齐
15. 墨玛攸

16. 吐着
17. 肯琼色尔布
18. 刺尔文
19. 赞区
20. 满绘旺
21. 宪冈儿
22. 埃红嘴
23. 埃琼丝
24. 埃绘旺
25. 萨阿宪
26. 帮之木布
27. 野茂
28. 重倒牛
29. 达勒文
30. 儿恳色尔布

(1456)

31. 甘贡木布

32. 帮之道布

33. 扪鲁

34. 曲鲁

35. 可拉子香

36. 卡克斯布

37. 研吐

38. 鲁芝吐蒲

39. 研得梦

40. 香冈巴

41. 犀新伯

二、药用价值（111—112）

141

西藏阿里地区中草药药源的初步调查

一、前言

伟大的领袖和导师毛主席教导我们："中国医药学是一个伟大的宝库，应当努力发掘，加以提高"。在毛主席革命卫生路线指引下，我们医疗队和阿里广大医务人员、兽防员一起，以阶级斗争为纲，狠批了█████████卫生战线上的修正主义路线，充分认识到，我们阿里，地处祖国的西南边疆，交通困难，运输线长。坚持自力更生，利用当地中草药，进行防病治病，不仅方便群众，节约开支，尤其具有全要的战略意义。两年来，我们在第三批医疗队普查中草药的基础上，又新发现了不少中草药，进行大量采集和试用。使年年自生自灭，不被重视的中草药，在防治人畜的疾病上，正在发挥着越来越大的作用。为祖国医药宝库增添了新的光彩。如今，在阿里地区，广大赤脚医生和兽防员已开始利用中草药来防病治病了。

142

阿里地区与印度、尼泊尔接壤，处在喜玛拉雅山与昆仑山之间，冈底斯与冈底斯东西，境内有班公湖，玛旁湖、昂拉仁湖、狮泉河、象泉河、孔雀河等许许多多大小湖泊、河流。虽有"世界屋脊的屋脊"之称，但水质很丰富，许多山峰，常年积雪，河水、湖水不会干涸，尤其普兰、扎达、日土地区，雨雪罗充沛，气候也较好，有利于植物生长。阿里地区面积三十大万平方公里，相当于十个台湾省，全区平均海拔四千公尺以上。

因此药层相当丰富，两年来，我们对改则、措勤、扎达，特别是普兰，进行了初步调查，现分述如下。

二、阿里地区药层分布的情况

对了阿里地区七个县中，对日土、噶尔、革吉的药层情况，没有进行查不平叙述，而普兰、扎达、改则、措勤四县的调查，基础的，方面很不全面，现分县概述如下。

普兰县与印度、尼泊尔接壤，处在喜玛拉雅山与冈底斯山之间，境内有玛旁湖、兰成湖、狮珠湖及孔雀河以反院小三个较大湖的许多河流,多数地区水源丰富,雨雪充沛。全县面积二万二千多平方公里,平均海拔四千尺左右。

其中孔雀河流地域地势较低,形成了美好括祥山麓的一个山谷,气候较好,适宜于农作物的生长,有藏此高原小江南之称。其中西尔毛生产队,商户已跨长江。因此,药物种类多,长势好。从孔雀河上游的仁贡到下游的斜加,大部地区都有大量药物生长。其中麻黄、大黄、土大黄、高山飞燕草、了齐风、路旁菊、阔叶老观草、旋复花、独活、白花黄耆、车前草、蒲公英、紫花地丁、紫菀、蒁丝子、春黄芪、细叶大战、金针大蓟、小蓟、紫胡、山刺梨、天南星、野黄芫、阳雀花、藏茴香、蒲蕌、花木通、三棵针等都可大量采集充用。其它如,棋盘花、杉叶藻、全花缘绒蒿、海棉黄、茜草、垂枝银莲、野荸荠、里耳草、冉冬、了鞭草、猪毛菜、锁阳、土当归、卷柏、侧柏叶等也有一定数量的分布。

在孔雀河畔、水渠附近、湖泥草地上,蒲公英、全石草车前草、泽痛蕾、野薄荷、土荆芥、茵陈蒿、黄花蒿、偏蕾、田颂花、打碗花、委陵菜、细叶老观草、糙苏、蒲黄、地丁、花木瓜、野菊花、土大黄、人参果、佛手参、鸡冠草、海业菜、水芹菜、这些植物种彦色的马先蒿等多有分布，可供采用。田埂地埂上，到处分布着花朵鲜艳夺目的~~美多拒辞那~~，大片紫草。

10.4.3.b

西法鲁都地势较高，海拔五千公尺左右，但药物种类也很多。像紫草、野薄荷、阔叶老观草、翼首草、狼毒、紫芩、草叶荚、迭阿罗、草地以参、黄花长、两马先蒿、草参薇草、翻白草、委陵菜等，都有大量分布。岩川贝、土荆芥、马蔺、偏卡、草地黄精、山五松分、高山大黄、穿夜高山飞蓝草、藏黄连、大炭白菜、假楼斗菜、费仲、鹿衔草、大叶秦艽等，也有一定的分布。

太岳地势较高，海拔四五百公尺以上，但雨量充沛，药物们很丰富。防风、书矩翠雀、大紫苞风毛菊、红花马先蒿、多刺绿绒蒿、紫芩、丛菔、绒毛銮弦纳、毛茛莽

都有大量分佈。其它如雪莲花、各种龙胆、绢毛苣、光杆党

参、橉斗菜、鉴三七、高山大黄、红景天、天香炉、膝体草等分

佈亦有。

　　巴格、霍尔是普兰县的两个牧区，在冈底斯山主峰的南面

平均海拔四八〇〇尺以上。而区内的很多山峰常年积雪，确

系高寒缺氧之地。尽管如此，但两牙很充足、日照时间

长、药物仍很丰富。这里有着其它地方少有的一些药物，

在雪线附近湘湿地，有着丰富的大量的雪莲花，还有

大量的在其药用有关最好的松叶地参。植物窄丛雅

甘阿东雅、甲子雅、药丑雅、纤毛菊、纳茅很宝贵的

药物。其它如高山大黄、角茴香、青蒿、狗尾、飞刀风、土

剡芥、黄花紫堇、野藜、野必菜、膜体草、毛茛、圆连铁草

藏橉紫堇、小雪莲、异叶青兰、藏玄参、兴安女接菜、莱忠草、线叶

反毛菊、各种龙胆、大花兰头菊、多种棘豆、紫参、红景、

绢毛苣、山藜、紫菀千花、各种马先蒿、翼首草、报春花

岩川芎、绝芽菊等都有大量分佈。尤其巴格的雄巴乡

社，有非常丰富的藏药这，可供大量采集应用。还有雪
莲、冬虫夏草等，山坡地带都有分布。在雨量
的广大牧场，非常广泛的分布着人参果、蒲公英。在三峡
湖、玛旁湖及其他沼泽地，非常广泛的生长着水草，
可供大量采用。

此外，普兰县还有多种动物药，如野牛、花面羊角、
狗、熊胆、老鹰、血、青羊、岩羊、麝、豹骨、狐、猪头、
鹰、牛黄、牛胆、羊胆、鸡胆、猪胆、玉灵芝、蛤蚧、麝香、
羊肉又是降血的日用食品。在霍尔的雪山上，还捉到了很
少见的比较珍贵的雪蛙。仅玛旁湖中就有十五种以上
的鱼，其鱼脑石也是很好的药物。在矿物药中，有石膏、寒水石、
滑石、白石铜、雄黄、云母、炉甘石、赤石脂、火硝、硇砂、
食盐、多地罗芽，初步调查也是有不少种。

改则是阿里地区中的海拔最高的县，高寒缺氧，
气候恶劣，但是，初步调查也有四十多种药，如青芝、紫菀、

兔耳草、绳子草、棘豆、马先蒿、风毛菊、雪莲、绿绒蒿、高山大黄、绵小雪莲、长距翠雀、黄芪、委陵菜、紫堇、绢毛苣、缘毛紫菀、筋骨草、蒲公英、龙胆、毛茛、尖头菊、[illegible]、红景天、野葱、等。

札达县与印度接壤，象泉河贯穿全县，南部地区气候温和湿润，植物生长良好，药源丰富。初步调查，有近百种药。果树中有杏和桃。萝卜和白菜等蔬菜长的很好。野生药物中有西藏柏、春黄芪、膜荚黄芪、手掌参、[illegible]、土当归、羊齿天门冬、轮叶黄精、列当、雪莲花、各种马先蒿、[illegible]、山刺梨、麻黄、野葱、各种龙胆、紫菀、木贼、西河柳、[illegible]、[illegible]、山[illegible]、紫花芥、[illegible]、蒲公英、茜草、独行菜、问荆、假耧斗菜、大戟、紫堇棱子芹、唐古特[illegible]、[illegible]、藏黄连、大黄、粉苞苣、筋骨草、[illegible]、[illegible]、长距翠雀、[illegible]、水黄连、[illegible]、大花[illegible]、[illegible]、报春花、[illegible]乌头、[illegible]棘豆、芥菜、紫草、[illegible]、[illegible]、黄花紫堇、[illegible]、杉叶藻、[illegible]。

芷茴香、老鹳草、茵陈蒿、车前草、野苋菜、花木通、丹参。还有帮帮木布、甘贡木布、帮帮通布、拍鲁、可拉子查、长古斯布、鲁莹吐蒲、柯法蒙、曲鲁、查刚巴、伴新佰、寺。还有各种虎耳草、风毛菊、虎掌草、黄连、扭连钱、毛茛叶菜、假紫草、苦白芷、西藏蔷薇、野芥、苦荬菜等。动物药类和普兰县相同。

在噶尔县，据调查，也有五十多种药，分布也很广泛，如麻黄、白芷、野葱、芫荽、升麻、西河柳、紫菀、紫菀牛花、打火草、红景天、益母草、丛菔、紫花芥、蒲公英、马蔺、紫苏、草叶荠、土大黄、马勃、各种马先蒿、各种龙胆、中矩翠雀、绢毛苣、白茴香、路旁菊、冥首草、达新菊、各种绿绒蒿、各种棘豆、大蓟、结血蒿、杉叶藻、藏茴香、羌活、独活、老鹳草、青升麻、车前草、花木通、绣球花、西藏猫果、白蔷花、锦鸡儿、刺蒺藜、天仙子、莲阿蔡、虎耳草等。同样也有可供药用的各种动物。

在措勤县，虽然北部常年积雪，但南部气候较好，河湖密布，雨雪充沛，有利于药物生长。初步调查，也有一百多种。常见的象虎耳草、雪莲花、紫苏、野黄芩、阳春花、三枝藤、蟑蟹甲、紫草、紫堇美芳、野蒿、仙鹤草、紫菀、金冠紫菀、马勃、各种绿绒蒿、各种龙胆、各种马先蒿、黄牡丹、彩叶草、芨胆、春黄芪、人中果、角蒿、鬼臼、葵苜草、升麻、小蓟、丝藤、青兰麻、苍耳、凌霄花、小山大黄、土大黄、三不留行、华金腰子、水萌芦苇、鸡叶棘豆、硬毛棒青兰、高山党参、大蓟、兰石草、草莓、甘松、白菊香、蒲公英、车前草、草乌、喜玛拉雅紫茉莉、喜玛拉雅束化、醋柳果、香茶菜、杜鹃、此陵喜庭、船形乌头、拳参、朝阳黄、西河柳、紫花荟芩。矿物药有石朋砂、石硇砂、炉甘石、寒水石、石膏、硼砂等。动物药除熊胆、和各种麝香、扎达号角的药用动物外，还有麝、羚羊、玻璃贵重药材。其毛还有甲文那布、鱼鸡卜蓄布、帮炒布入、击差美多古茹。

三. 药物种类及其作用.

(一) 解表药

甲. 辛温解表药

1. 麻黄 (策敦木)

Ephedra saxatilis Royle

采集加工: 9~10月挖取全草去净泥沙。把根与枝另开切

晒、阴干。

性味功能: 温, 辛.苦。 发汗, 平喘. 利尿.

主治用法: 流风寒感冒, 急.慢支气管炎, 哮喘. 急性肾炎.

用量: 0.5~2钱。

附、麻黄根

性味功能: 平, 甘.涩。 止汗, 平喘.

主治用法: 治自汗, 盗汗, 脚汗. 用量: 1~3钱.

2. 土荆芥 (土荆芥)

Nepeta cataria L

采集加工： 7～9月割取全草。切碎，阴干。

性味功能： 温、辛。祛风除湿，发汗解表，杀虫，止痒。

主治用法： 伤风感冒，咽喉肿痛，驱蛔虫，钩虫。

炒炭后止血。用于吐血，衄血，便血等症。

用量：1～3钱。

3 3. 防风 （当滚那布）

Peucedanum sp

采集加工： 8～10月挖根，去净泥土残茎。切片，晒干。

性味功能： 温，辛、甘。发汗解表，祛风胜湿。

主治用法： 风寒感冒，头痛无汗，关节炎。用量：1～3钱。

4 4. 香薷草 （蕨苏色尔布）

Elscholtzia pat(r)ini garchke

采集加工： 9—10月割取开花的全草。切碎。晒干。

性味功能： 微温，辛。发汗解表，祛暑化湿，利水消肿。

主治用法：伤暑感冒，头痛无汗，急性胃肠炎，腹痛吐泻，

水肿。用量：1—3钱。

5. 黄荆子（我卡十尔）

Vitex canescens Kurz

采集加工：8—10月果枝成熟果实，晒干。叶阴干。

性味功能：温，苦辛。祛风解表，镇咳化痰、理气止痛。

主治用法：感冒、支气管炎、肠炎、胃炎。用量1—3钱。

附：黄荆根、茎。

性味功能：平，苦、微辛。清热止咳，化痰截疟。

主治用法：支气管炎、肝炎、疟疾。用量0.5～1两。

附：黄荆叶。

性味功能：凉，苦。清热解表、止咳化痰。

主治用法：感冒、支气管炎、肠炎痢疾、泌尿系感染。

外用治湿疹、皮炎、脚癣、道|菌6|先。

内服：0·3～1 两。

9 6. 野葱 （旧葱）

Allium prattii C. H. Wright

采集加工：6～8月挖取全草。鲜用或阴干用。

性味功能：温、辛。发汗解表，温中健胃。

主治用法：伤风感冒。慢性胃炎。消化不良。服3—5 钱。

10 7. 芫荽 （乌苏）

Coriandrum Sativum L.

采集加工：6—8月割取全草，去净泥淤，切哥，晒西干。

性味功能：微温、辛。解表透疹、健胃。

主治用法：疹不透发。感冒无汗。消化不良、食欲不振。

用量：1—3钱。

11　8. 西河柳（溪木十）

Myricaria bracteata Rayle

采集加工：开花前割取当年生嫩枝叶，切段，阴干。

性味功能：平，甘。发汗透疹，解毒，疏风。

主治用法：感冒，麻疹不透，关节炎，适陷外洗洗风疹

瘙痒，皮癣。　　　用量：1-3钱。

12　9. 白菜根芽

采集加工：10月采收大白菜，取根茎及嫩芽，鲜用。

性味功能：温，甘。发汗解表。

主治用法：治疗风感冒。用量：3-5棵。

＝　10. 紫苏，（哭帕夏嗜）

Perilla frutescens (L.) Britt
var. crispa Decne.

采集加工：7-9月花将开时割取全草切段，日晒干。

性味功能：温, 辛。散寒解表, 理气宽中。

主治用法：风寒感冒, 头痛, 咳嗽, 胸腹胀满。

　　　　用量：1～3 钱。

　　　　附：　紫苏叶

采集加工：于6～8月间当花将开, 叶正茂盛时, 摘取叶片阴干。

性味功能：温, 辛。发表散寒。

主治用法：风寒感冒, 鼻塞头痛, 咳喘, 鱼蟹中毒等。

　　　　用量：1～3 钱。

　　　　　　紫苏梗

采集加工：6～8月采收者为 "嫩苏梗", 9月与紫苏子同时采收者为 "老苏梗"。将打下叶子和种子后剩下的主茎切成短段入药。紫苏梗以嫩者为佳。

性味功能：温, 辛。理气宽胸, 解郁安胎。

156

主治用法：胸闷不舒，气滞腹胀，妊娠呕吐，胎动不
安。用量：1-3钱。

紫苏子

采集加工：果实成熟时，割取全草或果穗，阴干，打落果
实，除去杂质，即得。

性味功能：温，辛。降气定喘，止嗽化痰，利膈宽肠。

主治用法：咳嗽痰多，气喘，胸闷呃逆。用量：1-3钱。

6¹¹. 苍耳子（模策尔）

Xanthium sibiricum Patr.

采集加工：8-9月，果实成熟时采收，去杂质晒干。全草6-7月
采割。

性味功能：温，苦辛甘。有小毒。发汗通窍，散风祛湿，消炎
镇痛。

主治用法：苍耳子：感冒头痛，慢性鼻窦炎，副鼻窦炎，

疟疾，风湿性关节炎。用量：1-3钱。

苍耳草：子宫岀血，喉部肿肿，麻风，皮肤湿疹。用量：1-2两。

712. 白芷（八朗加孔）

Notopterygium forbesii Boiss.

采集加工：8-9月挖根。去尽茎叶须根及泥块。切片，晒干。

性味功能：温，辛微苦。发散风寒，燥湿止痛，芳香通窍，活血排脓。

主治用法：风寒感冒，前额头痛，鼻窦炎，牙痛，痔漏便血，白带，痈疖肿毒，烧伤。用量：1-3钱；外用适量。

乙、辛凉解表药

1. 野薄荷（古尔幕）

Mentha arvensis L.

采集加工： 7—9月割取地上部分。切碎，阴干。

性味功能： 凉，辛。宣散风热，清利头目，解郁逐疹。

之次用法： 外感发热，麻疹不透，急性结膜炎，急性乳腺炎。　用量：1～3钱。

2. 柴胡（思蒸色尔布）

Bupleurum chinense DC.

采集加工： 7—9月挖取根部，洗净，切段，晒干。生用或醋炒用。或全草用。

性味功能： 微寒，苦。和解退热，疏肝调经，升举阳气。

之次用法： 风热感冒，上呼吸道感染，疟疾，肝炎，胆道感染，胆囊炎，月经不调，脱肛等。　用量：1—3钱。

P佳三 3. 异叶柴胡（罗乌切微思差色尔布）

Bupleurum jucundum Kurz

采集加工，性味功能，主治用法均同柴胡。

那日苏日 （那巴红达）

3   4. 白花岩青兰 （望青苦根求）

Dracocephalum rupestre Hance.
var albiflorum Supesta Schischk.

采集加工：7—8月割取地上部分，洗净晾凉，切碎，阴干。

性味功能：凉，辛。 发散风热，清肝凉血。

主治用法：风热感冒，肝炎。用量：1—3钱。

高血压病，脑脓满子

4   5. ⑨岩白菜

Bergenia purpurascens Engl.

采集加工：7—8月割取地上部分，洗净，日晒干。

性味功能：凉，辛。 解表，清热，镇咳止血，调经。

主治用法：感冒发热，肺结核咳嗽、咯血，吐血，衄血，

便血，肠炎，肠炎，痢疾，功能性子宫出血，

白带，月经不调。外用治黄水疮。

用量：1-3钱。外用适量，捣烂用鸡蛋清调敷患处。

6. 升麻（甲溶独罗）

Cimicifuga foetida L.

采集加工：9-10月采挖根茎，去地上部分，洗净，晒至八成干，火燎去须根，晒干。

性味功能：微寒，甘、辛、微苦。升阳散风，解毒透疹。

主治用法：风热头痛，喉痛口疮，麻疹，斑疹不透，胃火牙痛，久泻脱肛，子宫脱垂，崩漏等。

用量：1-3钱。

7. 扁芒菊（冈格）

采集加工：6-7月采集全草，洗净，晒干。

性味功能：寒，辛苦。清热解表。

主治用法：防治流行性感冒，普通感冒，治多发上呼吸道感染，支气管炎。用量：1-3钱。

（二）. 泻下药

1. 大黄 （峻）

Rheum palmatum L

采集加工：9-10月挖取根茎。洗净泥土，切片。阴干。生用或炒用。

性味功能：寒，苦。泻热通便，行瘀破积，外敷消肿清火。

主治用法：实热便秘，食积停滞，腹痛，痢疾，急性之尾炎，急性传染性肝炎，急性结膜炎，血瘀闭经，症瘕，牙痛，吐血等。外用治烧烫伤，化脓性皮肤病，痈肿疮疡等。

用量：1-4钱。

2. 高山大黄 （曲鸣子）

Rheum nobile Hook. f. et. Thoms

采集加工、性味功能、主治用法均同大黄。

162

3. 3. 土大黄（肴杞）

Rumex nepalensis Spr.

采集加工：8—10月挖根，洗净，切片，晒干。

性味功能：寒，苦酸。有小毒。清热解毒，止血化瘀，通便杀虫。

主治用法：吐血，急慢性肝炎，肺结核，功能性子宫出血，

血小板减少性紫癜，肛门周围炎，便秘等。

外用治外痔，急性乳腺炎，黄水疮，癣肿，顽癣

秃疮，脂溢性皮炎、疥疮等。

用量：3—5钱，鲜品1—2两。外用适量，煎

洗或研面醋调敷或鲜品捣烂敷。

4. 4. 朴硝

采集加工：取天然产的不纯土硝，加水溶解，放置，使

杂质沉淀，过滤，滤液加热浓缩，放冷析

出结晶，取出晾干。

性味功能：寒，咸苦。泻热通便，润燥软坚。

163

主治用法：实热积滞，大便燥结。外用治急性结膜炎、儿疮、咽炎、痔疮肿痛等。

用量：1-3钱，外用适量。

（三）利尿逐水药

1. 茵陈蒿 （岳琼）

Artemisia stricta Edgr

采集加工：4-6月采集幼苗。洗净。阴干。

性味功能：微寒，苦、辛。清热利湿，利胆退黄。

主治用法：急慢性传染性肝炎，胆市炎。

用量：3～10钱。

2. 萹蓄 （莫舒萍）

Polygonum aviculare L.

采集加工：7-8月采集全草。洗净、切碎、晒干。

性味功能：平、苦。清热利尿，解毒驱虫。

主治用法：泌尿系感染、淋石，肾炎，肝炎，痢疾，蛔
虫病，蛲虫病，皮肤湿疹等。

用量：3-5钱。

3. 戟叶瓦韦（渣贝笔毛）

Lepisorus waltonii Ching

采集加工： 全年可采，洗净晒干。

性味功能： 凉，苦甘。利尿排石，清热凉肺，平喘止咳。

主治用法： 肾结石，泌尿系感染，结石，慢性气管炎，哮喘，肺脓疡，咽喉炎，咳血，衄血，尿血。

用量：2—5 钱

4. 滑石（九康）

采集加工： 为天然矿石，挖采后去净泥土及杂质。

性味功能： 寒，甘。清热解暑，利尿渗湿，外用收敛祛湿。

主治用法： 暑热烦渴，水泻热痢，泌尿系感染等，外用治湿疹，痱子。

用量：3～5 钱，外用适量。

5. 车前草 （七茶盼术）

Plantago depressa Willd

采集加工：6—8月采集全草，洗净，晒干。

性味功能：寒、甘。清热利尿，祛痰止咳，凉肝明目。

主治用法：泌尿系感染、结石，肾炎水肿，肠炎痢疾，
急性肝炎，支气管炎，急性结膜炎。等。

用量：3—5钱。

6. 车前子

采集加工：9—10月果实成熟时剪取果穗，晒干，打下种
子，去净杂质。

性味功能：寒、甘。利水通淋，清热止泻，清肺益肾。

主治用法：泌尿系感染、结石，肾盂肾炎，急性结膜炎，
用量：3—5钱。   肠炎痢疾

7. 野冬苋菜（涧巴）

Malva verticillata L.

采集加工：8~9月采集全草。洗净，切碎，晒干。

性味功能：温，甘涩。利尿清湿，解毒。

主治用法：肾炎水肿，疥疮肿毒等。用量2~9钱。

8. 花木通（一杜蓄尔布）

Clematis pseudopogonandra Finet et

Gagnep

采集加工：8-10月采收茎藤，剥去外皮，切片，晒干。

性味功能：寒，苦。清热利尿，通经下乳。

主治用法：小便尿系感染，肾炎水肿，闭经，乳汁不通等。

用量：1-3钱。

附：绣球藤（金木戍尔布）
Clematis montan Buch.—Ham.
采集加工：性味功能，主治用法
均同花木通。

9. 蜀葵（哈合罗鸣尔布）

Althaea rosea Cav

采集加工：8～9月将近枕萼的花摘下，晒干，打出种子，去净苞片。

性味功能：微寒，甘。清热利尿，解毒排脓。

主治用法：急性尿道炎，尿路结石，急性胃肠炎，子宫颈炎，赤白带下，咽炎。 用量：1～3钱。

10   10. 水葫芦苗 （区僵白拉）

Halerpestes sarmentosus Kom.

采集加工：7～9月采集全草，洗净，晒干。

性味功能：寒，甘涩。利水消肿，祛风除湿。

主治用法：各种水肿，关节炎。用量：5分～2钱。

11   11. 鹅首马先蒿（朗舒美多）

Pedicularis anas Maxim. var. tibetica Bonati

采集加工：7～8月采花。晒干。

性味功能：温，甘苦。利尿平喘，益阴止痛。

主治用法：各种水肿，气喘，嘴糠炎，营养不良。

用量: 0.5～1钱

14   12. 点地梅 (曙蒂慕布)

Androsace aizoon Duly var. coccinea
Franch.

采集加工: 6～7月采集全草。洗净, 晒干。

性味功能: 寒, 苦。   利水1消肿, 清热解毒。

主治用法: 热性水肿。   用量: 1～3钱。
  扁桃体炎, 咽炎, 喉炎, 急性结膜炎, 跌打损伤等

15   13. 大戟 (塔尔妹)

Euphorbia SP

采集加工: 7～9月挖根, 去茎苗须根, 洗净, 切片, 晒干。

性味功能: 寒, 苦。有大毒。1泻水1消肿, 逐痰散结, 通利大小便。

主治用法: 肾炎水肿, 血吸虫病肝硬化, 结核性肋膜炎引起
        的腹水, 胸水, 痰饮积聚; 外用治疗疮疖肿。
        用量: 0.5～1钱, 或研面冲服。外用鲜叶适量, 捣

烧势患处。本品反甘草。

14. 小叶大戟 (塔奴罗马琼色)

采集加工、性味功能、主治用法均同大戟。

12   15. 雪缀 (鱼缀)

Arenaria SP.

采集加工: 7-8月采集全草. 洗净, 晒干.

性味功能: 寒, 苦。 清实利水, 西瓮散结, 清热明目。

主治用法: 泌路结石, 急慢性膀胱炎, 乳汁不足. 肺结核, 急性结膜炎, 咽喉痛, 麦粒肿.

用量: 2-8钱.

13   16. 喜马拉雅紫茉莉 (八米)

Mirabilis himalaica (Edgew.) Heim.

采集加工: 8-9月挖根. 洗净, 切段. 晒干.

性味功能: 温, 甘微辛。 补肾益脾, 利水.

171

主治用法: 肾炎水肿, 泌尿系感染. 用量: 1-3钱.

（四）祛风湿药

1. 独活（朱嗜尔）

Heracleum candicans Wall. ex DC.

采集加工：9—11月挖根。洗净，切片，晒干。

性味功能：温，辛苦。祛风胜湿，散寒止痛。

主治用法：风寒头痛。风湿性关节炎、腰腿痛，痈疮肿痛。

　　用量：1—3钱。

2. 秦艽（蓟今）

Gentiana tibetica King

采集加工：8—10月挖根。洗净，切片，晒干。

性味功能：平，苦辛。祛风除湿，舒筋止痛，退虚热。

主治用法：风湿性、类风湿性关节炎、肺结核低热盗汗，

　　　　传染性肝炎等。　　用量：1—3钱。

附 3. 大叶秦艽（蓟葜嚼尕布）

Gentiana straminea Maxim.

采集加工、性味功能、主治用法均同秦艽。

3 4. 阔叶老鹳草（米岗）

Geranium nepalense Sweet

采集加工：7～10月果实将熟时割取全株，洗净晒干。

性味功能：平，苦、微辛。祛风湿，强筋骨，通经活络，清热止泻。

主治用法：风湿性关节炎，跌打损伤，坐骨神经痛，急性胃

肠炎，痢疾，月经不调，疮疥往角膜变甘。

用量：3-5钱。

附 5. 长嘴老鹳草（米岗嫁乌邦）

Geranium sp.

采集加工、性味功能、主治用法均同老鹳草。

4   6. 骨碎补 （白江热巻）

Drynaria baranii Diels

采集加工： 8—10 挖根茎。洗净去毛, 晒干.

性味功能： 温, 苦。补肾坚骨, 祛风通络, 活血止痛.

主治用法： 跌打损伤, 筋骨疼痛, 骨折瘀血, 风湿性关节
　　　　 炎, 肾虚久泻, 耳鸣, 牙痛等。用量: 1—3钱。

5   7. 青线麻（萨布）

Uritca macrorrhiga H.—M.

采集加工： 6—8月采集全草。切段, 晒干.

性味功能： 温, 微辛。有小毒。祛风胜湿, 活血解痉.

主治用法： 风湿性关节炎, 产后抽风, 小儿惊风, 毒蛇咬
　　　　 伤, 荨麻疹等。　　　用量: 1—3钱。

附、8. 花叶荨麻 （萨布罗弓逆锦）

Uritca triangularis H.—M.

175

采集加工、性味功能、主治用法均同青蛤麻。

6 9. 豹骨 （色端）

Panfhern pardus L.

采集加工：全年皆可猎捕。去净皮肉筋膜，阴干。

性味功能：温，辛甘。搜风镇惊，强筋骨，止痛。

主治用法：关节筋骨疼痛，四肢不利，腰膝无力。

用量：3-6钱。一般作丸药或酒剂。

7 10. 金莲花 （墨安色尔布）

采集加工：6～8月开花时割取全草。洗净，切段，日晒干。

性味功能：温，苦。散寒发汗，通经活络。

主治用法：风寒感冒，风湿性关节炎，淋巴结结核。

用量：1～3钱。

Trollius ranunloides Hemsly

Delphinium sp.

11. 高乌飞燕草（罗若虎伍）

采集加工：7—8月割取全草。洗净，晒干。

性味功解：温，辛。祛风镇痛，杀虫灭虱。

主治用法：风湿性关节炎。

用量：1—3钱。

12. 草乌 （滚阿那布）

Aconitum balfourii Stapf.

采集加工：9—10月挖取根块，洗净，晒干。需也一岁炮制。

性味功解：温，辛。有大毒。搜风通痹，祛湿开痰，麻醉。

主治用法：风湿性和类风湿性关节炎，大骨节病，半身不遂，手足拘挛，坐骨神经痛，跌打肿痛，胃腹冷痛；生草乌外用治牙痛，痈疽未溃，疔疮初起，并作表面麻醉用。

用量：0.5～2钱。

（滂阿那布罗弓紫么）内服反半夏、瓜蒌、贝母、白及、白蔹。

附：细叶草乌，采集加工、性味功解、主治用法均同草乌。

177

12. 柳

采集加工：5—6月采柳叶、嫩枝、叶。切豆。晒干。

性味功能：寒，苦。散风祛湿，利尿。

主治用法：风湿性关节炎、肝炎。

用量：1—3钱。

13. 高山党参（陆稚多生）

Codonopsis nervosa (Chipp) Nannf.

采集加工：7—8月采集带根全草。去净杂质，切段。晒干。

性味功能：微苦，甘辛。祛风除湿，解毒消肿。

主治用法：风湿性关节炎，疮疖肿痛。用量：1—3钱。

14. 西藏蔷薇

Rosa multiflora Thunb.

采集加工：6—7月采收花、叶。8—10月挖根、摘果。洗净，鲜用或晒干。

性味功能：根：平，苦涩。祛风活血，调经固肾。

叶：寒，苦。清热解毒。

花：寒，苦涩。清暑解湿，止血。

果：温，咸。祛风湿，利关节。

主治用法：根：风湿关节痛，跌打损伤，月经不调，
白带，遗尿。外用治烧烫伤，外伤出
血。用量：0.5—1两。

叶：外用治痈疖疮疡。根皮、叶外用
适量，鲜品捣烂或干品研粉敷患处。

花：暑热胸闷，口渴，吐血。用量：1—3钱。

果：风湿关节痛，肾炎水肿。用量：1—3钱。

(五) 温里药

11. 藏茴香 (郭鸟)

Carum carvi L.

采集加工：8-10月种子成熟时割取全珠，晒干，打下种子，去尽杂质。

性味功能：温，微辛。芳香健胃，理气止痛。

主治用法：胃痛，腹痛，小肠疝气等症。

用量：1~3钱。

2. 喜玛拉雅东茛菪 (庞春木那布)

Anisodus luridus Link et Otto

采集加工：9-11月挖根，洗净，切片，晒干。

性味功能：温，苦。有大毒。解痉止痛。

主治用法：胃痛，胆绞痛，急慢性胃肠炎。

用量：1~3分。

注意：服药过量后，口干舌燥，面颊潮红，心跳加快、瞳孔散大，昏迷等中毒症状。须立即洗胃。灌服黄土澄清液或冷稀粥。同时注射毛果芸香碱，输液及其他对症治疗。心脏病，心力衰竭者忌服。

附：囊鸡拉雅东爱爱花（唐苇木那布美豆）

采集加工：7-8月采集将开的花，阴干。

性味功能：温，苦。有大毒。解痉止痛，除风祛湿，平喘镇咳，麻醉。

主治用法：急性胃肠炎、胃痛、风湿痛、支气管哮喘，慢性支气管炎，手术麻醉。

用量：1-2分。水煎服、酊剂、流浸膏服。

3. 天仙子（唐春木朗度戒）

Hyoscyamus niger L.

采集加工。8-9月果实成熟时，割取全株。晒干。打压种子。

去净杂质。

性味功能：温，苦。有大毒。解痉镇痛，止咳平喘，定神。

主治用法：胃肠痉挛，腹泻，咳嗽，哮喘，癫痫，癫狂，外用治痛肿疮疖，齿龋牙痛。

用量：0.1—2分。外用适量。

心脏病患者及孕妇忌服。

注意：内服过量则中毒。出现口渴，咽喉灼热，皮肤潮红，瞳孔散大，视物模糊，兴奋，烦躁不安，谵胡说，严重者可因呼吸中枢麻痹痉挛而致死。解救方法：立即洗胃，导泻，大量饮盐水或皮下注射毛果芸香碱10毫克，半小时一次，至口腔转湿润为止。如呼吸中枢抑制时，用呼吸兴奋剂并保暖，必要时给氧或行人工呼吸。

4. 代赭石（宅布快此码）

采集加工：将灶心的黄土取下，刮去焦黑部分及杂质。

性味功能：温，辛。温中燥湿，止吐止血。

主治用法：呕吐反胃，虚寒泄泻，吐血、衄血、尿血、便血、崩漏。　　用量：5—10钱。

5. 野芷菜

采集加工：7—9月挖取根及全草。洗净，晒干。

性味功能：温，辛甘。温中健胃，清炎止痢。

主治用法：慢性胃炎、消化不良、肠炎痢疾。　　用量：3—5钱。

（六）芳香化湿药

1. 1. 青蒿（欢巴）

采集加工：6～7月开花前割取全草。晒干切碎。

性味功能：寒苦。解暑化湿，清热除蒸。

主治用法：暑邪发热，阴虚发热，疟疾，骨蒸劳热。

用量：1～3钱。

2. 2. 黄花蒿（塔绕色尔布）

Artemisia annua L.

采集加工：6～8月采集茎叶，切碎晒干。

性味功能：寒苦。清热凉血，解暑除蒸。

主治用法：结核病潮热，疟疾，伤暑低热无汗。

烧烟灭蚊。用量1～3钱。

（七）清热药

甲　清热解毒药

1．三颗针（今尔巴）

B. wilsonae Hemsl.

采集加工：9—10月挖根，洗净，剥皮，分别切片，日晒干。

性味功能：寒，苦。清热燥湿，泻火解毒。

主治用法：急慢性肠炎、痢疾，黄疸，肝硬化腹水，泌尿系感染，急性肾炎，扁桃体炎，口腔炎，支气管炎，肺炎，外用治中耳炎，结膜炎，外伤感染。

用量：3—5钱，外用适量。

2．蒲公英（库尔托）

Taraxacum tibeticum Hand.—Mzt

采集加工：7—8月采全草连根，洗净，日晒干。

性味功能：寒，甘苦。清热解毒，消痈散结。

主治用法：上呼吸道感染，急性扁桃体炎，咽喉炎，

185

眼结膜炎，流引性腺膜炎，急性乳腺炎，胃炎，肠炎，痢疾，肝炎，胆市炎，急性兰尾炎，泌尿系感染，盆腔炎，痈疖疗疮。

用另：3—8钱，鲜品1-2两；外用鲜品适量。

3. 菥蓂（哲嗜）

Thlaspe arvense L.

采集加工：7—9月割取带果实的全草。晒干。

性味功能：微寒，苦。清热解毒，消肿排脓。

主治用法：急性兰尾炎，肺脓疡，疮痛肿痛，消化不良。关节痛。用种引治咳嗽，肾炎，淋病。

用另：3—10钱。

4. 紫花地丁（紫花地丁）

Viola sp.

采集加工：6—9月采集全草。洗净，晒干。

性味功能：寒、苦。清热解毒，凉血消肿。

主治用法：疮疖痈肿、丹毒、乳腺炎、目赤肿痛、咽炎，

黄疸痉型肝炎、肠炎痢疾、毒蛇咬伤。

用量：5～10钱，外用适量，鲜品捣烂敷患处。

5. 马蔺（蠲巧）

Iris lactea Pallas

采集加工：花：6月开放时摘取，阴干。

种子：花果实成熟时采下，取出种子，除去杂质，晒干。

根：在8—10月挖取，洗净，切段，晒干。

性味功能：花：凉、咸苦。

种子：平、甘。

根：苦涩，平。

均有清热解毒，利尿，止血。

主治用法：花：吐血、咯血、衄血，咽喉肿痛，泌尿系感染；

外用治痈疖疮疡，外伤出血。

种子：吐血，衄血，功能性子宫出血，急性肝炎。

　　　骨结核，疖痈。外用治痈肿，外伤出血。

根：急性肠炎，传染性肝炎，痔疮，牙痛。

用量：花 0.5～1.5钱，种子、根 1-3钱。

6. 紫参（藏名木罗玛琼瓦）

Polygonum sphaerostachyum Meisn.

采集加工：8-10月挖根，洗净，切片，日晒干。

性味功能：寒，苦。有小毒。清热解毒，凉血止血。

主治用法：肝炎，肠炎，痢疾，口腔炎，牙龈炎，色肓炎，痔

　　　疮出血，子宫出血，痈疖肿毒，外用治火烫伤。

　　　用量：1-5钱。外用适量，用醋磨汁搽患处。

附：又革叶蓼（藏名木罗玛切瓦）

Polygonum coriaceum Sam.

采集加工、性味功能、主治用法均同紫参。

78. 藏黄连 （黄连）

Lagotis sp.

采集加工：7-9月采集带根全草。洗净，切段，晒干。

性味功能：寒，苦。清热解毒，平逆降压。

主治用法：急慢性肝炎、胆囊炎、高血压。

用量：1-2钱。

附：(共连采集加工、性味功能、主治用法同藏黄连，可代藏黄连用)。

79. 山荻 （扑芒尔握）

Anaphalis margaritacea Benth et Hook.

采集加工：8-9月采集带根全草。洗净，切碎，晒干。

性味功能：凉，苦。清热解毒，消炎止痢。

主治功能：肠炎痢疾、淋巴腺炎、淋巴结结核、乳腺炎、

气管炎等。　用量：1-3钱。

189

9 10. 辣蓼   (恐恐萨鲁)

Polygonum flaccidum Meisn.

采集加工: 6-10月采集全草。洗净，晒干，切碎。

性味功能: 凉, 辛。祛风利湿, 散瘀止痛, 清热解毒, 杀虫止痒。

主治用法: 痢疾, 胃肠炎, 风湿性关节炎, 跌打肿痛, 功能性子宫出血; 外用治毒蛇咬伤, 皮肤湿疹。

用量: 0.5~1两。外用适量, 煎水洗。

10 11. 乌奴龙胆   (冈嘎琼)

Gentiana urnula H. Sm.

采集加工: 7-10月采集全草。洗净, 晒干。

性味功能: 寒, 苦。清热解毒, 止泻。

主治用法: 流感发烧, 咽喉肿痛, 黄疸, 热性腹泻等。
用量: 1-2钱。

11　　12. 粉苞苣 （杂赤咸巴）

Ixeris gracilis DC.

采集加工：7—8月采集全草。洗净，晒干。

性味功能：寒，苦。清热解毒，消炎止痛。

主治用法：黄疸型肝炎，结膜炎，疗肿等。

　　　　用量：2～4钱。

12　　13. 筋骨草 （基独噶尔布）

Ajuga lupulina Maxim.

采集加工：5—6月花开时，采集全草。洗净，鲜用或阴干用。

性味功能：寒，苦。清热解毒，利尿通淋，凉血降压。

主治用法：上呼吸道感染，扁桃体炎，咽喉炎，支气管炎，肺炎，

　　　　肺脓疡，胃肠炎，肝炎，阑尾炎，泌尿系感染，尿

　　　　路结石，乳腺炎，急性结膜炎，高血压。外用跌

　　　　打损伤，外伤出血，痈疖疮疡，烧烫伤，毒蛇咬伤。

　　　　用量：0.5—2两，外用适量，捣烂敷患处。

13　14. 锯锯藤（桑格嘴尔布）

Galium spurium L.

采集加工：6-8月采集全草。洗净，切段，晒干。

性味功能：凉，苦辛。清热解毒，利尿止血，凉血通经。

主治用法：感冒，急性阑尾炎，泌尿系感染，水肿，牙龈出血，痛经，崩漏，白带，肝胆疼痛，瘰疬，白血病；外用治乳腺炎初起，痈疖肿毒，跌打损伤。

用量：1-2两；外用适量，鲜品捣烂敷或绞汁涂敷。

14　15. 马鞭草（马鞭草）

Verbena officinalis L.

采集加工：7-9月割取全草。洗净，切碎，晒干。

性味功能：寒，苦。清热解毒，截疟杀虫，利尿消肿，通经散瘀。

主治用法：疟疾，血吸虫病，丝虫病，感冒发烧，急性胃肠炎，细菌性痢疾，肝炎，肝硬化腹水，肾炎水肿，

尿路感染，阴中肿痛，月经不调，血瘀经闭，牙周炎，

白喉，咽喉肿痛；外用治跌打损伤，疔疮肿毒。

用另：0.5～1两；外用适量，鲜品搞烂敷患处。

15 16、委陵菜（鞠赤、雅巴）

Potentilla viscosa Donn.

采集加工：6—9月苗未高未抽茎时割取全草。洗净切碎，日晒干。

性味功能：平，甘，微苦。清热解毒，止血止痢。

趋能用法：急慢性痢疾，急慢性肠炎，~~急性瑜桃体炎~~

吐血，便血，功能性子宫出血，风湿性关节炎，咽

喉炎，百日咳；外用洗外伤出血，痈疮肿毒。

用另：3—5钱；外用适量，鲜品搞烂敷患处。

16 17、马勃 （帕玉郭郭）

Cavatia sp.

采集加工：7—9月采集子实体。晒干。

性味功能：平辛。清热解毒，利咽，止血。

主治用法：扁桃体炎、咽炎、喉痹、吐血、衄血、咯血；外用治外伤出血、疮疖肿血，冻疮。

用量：1—2钱；外用适量，敷患处。

17　18. 马先蒿（露蕊蒿布）

Pedicularis oliveriana Prain

采集加工：8—9月采花。晒干。

性味功能：寒、苦。清热解毒、燥湿。

主治用法：食物中毒、胃及十二指肠溃疡，热性腹泻。

用量：1—2钱。

18　19. 地耳草（大无色尔布）

Hypericum sp.

(1456)

采集加工：7—9月采集全草。洗净，切碎，晒干。

性味功能：凉，甘微苦。清热解毒，消肿散瘀，渗湿利水。

主治用法：急慢性肝炎，早期肝硬化，兰尾炎，肾炎膀胱炎，扁桃体炎；外用治痈疔肿毒，带状泡疹，毒蛇咬伤，跌打损伤。

　　用量：鲜用1—2两，干用0.5—1两；外用适量，鲜品捣烂敷患处。

19 　20、纤毛婆婆纳（八夏嘎）

Veronica ciliata Fisch.

采集加工：7—9月采集全草。洗净，切段，晒干。

性味功能：寒，苦凉。清热解毒，祛风利湿。

主治用法：肝炎，胆囊炎，风湿病，荨麻疹等。

　　用量：1—3钱。

20 21. 卑距翠雀 （甲果汉）

Delphinium brunnonianum Royle

采集加工： 7—9月采割全草。洗净，切碎，晒干。

性味功能： 寒，苦凉。凉血解毒，祛风止痒。

主治用法： 流感，皮肤瘙痒，蛇咬伤等。

用量：1—2钱。

21 22. 红马蹄草（卜苏悦竹号约巴）

Hydrocotyle nepalensis Hook.

采集加工： 6—9月采集全草。洗净，晒干。

性味功能： 寒，苦。清热解毒，清食和胃。

主治用法： 急性菌白痢疾，急性肠炎，传染性肝炎，肺
热咳嗽，疮痈肿毒等。 用量：3—5钱。

22　23. 伞梗虎耳草（松木蒂）

Saxifraga pasumensis Marq. et Shaw.

采集加工：7~9月采集全草。洗净，晒干。

性味功能：凉,苦。清热解毒,清利肝胆。

主治用法：传染性肝炎,胆市炎,风热感冒。

用量：1~3钱。

附：匙叶虎耳草（送木智萃巴），其采集加工,
性味功能,主治用法均同伞梗虎耳草。

24　24. 虎耳草（棒金噶尔布）

Saxifraga sp.

采集加工：7~8月采集全草。洗净,晒干。

性味功能：寒,苦。清肺止咳平喘,解毒清炎。

主治用法：感冒发热,气管炎,肺炎咳嗽气喘;外用

(1456)

197

伤中耳炎，耳廓溃烂，疔疮，湿疹。

用量：3-5钱；外用鲜品适量，捣烂外敷。

26　　25. 天香炉（天香炉）

Silene sp.

采集加工：7-9月采集全草。洗净，晒干。

性味功能：平，淡。清热解毒，利湿止泻。

主治用法：肠炎，痢疾，兰尾炎，牙龈炎。

　　　　　　用量：3-5钱。

27　　26. 漏芦（布嘠尔蒙拉咸巴）

Rhapontica uniflora (L.) D.C.

198

采集加工：8-10月挖根。洗净，切片，晒干。

性味功能：寒，苦，咸。清热解毒，排脓通乳。

主治用法：乳腺炎，乳汁不通，腮腺炎，疮痈肿痛，淋巴结结核，风湿性关节炎，痔疮等。用量：3-5钱。

28 26. 绢毛苣（打兀色尔布）

Soroseris Rookerinan Stebb. SSP. erysimoides

Stebb. →7-9月采集毛茎。洗净，晒干。

采集加工：寒，苦。清热解毒，利湿止痛。

性味功能：

主治用法：咽喉肿痛，风湿疼痛，跌打损伤。

用量：1-3钱。

29 27. 穗茶藨（色果蒂尔玛采己）

Ribes emodens Reha.

采集加工：6-7月采割茎枝，刮去外皮，剔取中层皮，晒干。

9-10月采收成熟果实，晒干。

性味功能：平，甘，淡。 解毒。

主治用法： 用于笑。 用量：1-3钱。

30 28. 腐肉草（贡布载巴）

Thalictrum foetidum L.

采集加工：8-10月采挖根茎及根，除去茎苗后洗，日晒干。

性味功能：苦，寒。 清热解毒，消炎止痢，祛风凉血。

主治用法：眼结膜炎，传染性肝炎，痈肿疮疖，痢疾也。

叶或花可治笑部笑。用量：1-3钱。

31 29. 水黄连。（裹真罗罗中五）

Thalictrum. atriplex Finet et Gagnep.

采集加工：7-8月采集全草，洗净，日晒干。

(1456)

性味功能：寒,苦。清热利湿, 解毒。

主治用法：眼结膜炎, 肝炎, 痢疾; 外用治肾折. 痈肿疮疖。用量：3-5钱; 外用适量, 鲜品捣烂敷患处。

32 30. 角茴香. （巴尔巴大）

Hypecoum leptccarpum Hook. f. et Thoms.

采集加工：7-8月采集全草。洗净, 切碎, 晒干。

性味功能：寒, 苦。解热镇痛. 消炎解毒。

主治用法：感冒头痛, 关节疼痛, 胆中炎. 食物中毒。用量：1-2钱。

33 31. 海绵蒲 （笑格色尔术）

Verbascum thapsus L.

采集加工：7-8月采集全草。洗净, 切碎, 晒干。

性味功能：凉, 苦。清热解毒, 消炎, 止血。

主治用法：肺炎，创伤出血，关节扭伤，疮毒等。

用量：1—3钱。

34　32. 路旁菊（其米）

Heteropappus crenatifolius Griers

采集加工：7—8月采集全草。洗净，切段，晒干。

性味功能：寒，苦。解毒消炎，止咳。

主治用法：感冒咳嗽，咽痛。用量：3—4钱。

35　33. 黄花紫堇（东丝勒）

Corydalis boweri Hemsl.

采集加工：7—9月采集带根全草。洗净，晒干。

性味功能：寒，苦。消炎止痛，解热止痢。

主治用法：胃炎，溃疡病，痢疾，坐骨神经痛。

用量：1—3钱。

(1456)

36   34. 大花垂头菊（大花垂头菊）

Cremanthodium SP.

采集加工：8-9月采集全草。洗净，晒干。

性味功能：寒，辛。清热解毒，消炎止痛。

主治用法：感冒发越，头痛，胆书炎。用量：1-3钱。

37 35. 鱼腥草（泽芝卓唯载）

Houttuynia cordata Thunb.

采集加工：7-9月采集全草。洗净，切碎，晒干。

性味功能：寒，辛苦。清热解毒，利水消肿。

主治用法：扁桃体炎，肺脓疡，肺炎，气管炎，泌尿系感染，
肾炎水肿，肠炎，痢疾，乳腺炎，输窝细织炎，中耳
炎；外用治痈疖肿毒，毒蛇咬伤处。用量：0.5-1两，
外用适量，鲜品捣烂敷患处。

203

38　36. 野菊花. （仁尔 你篇）

Chrysanthemum indicum L.

采集加工：7～9月采集全草. 洗净，晒干。

性味功能：凉, 苦,辛. 清热解毒, 养肝明目, 降血压.

主治用法：防治流行性脑脊髓膜炎, 防治流行性感冒, 感冒, 高血压病, 肝炎, 痢疾, 痈疖疔疮, 毒蛇咬伤。用量：0.3～1两。外用适量, 鲜品捣烂敷患处。

39　37. 大紫苞风毛菊 （严叁尔玉）

Saussurea sp.

采集加工：7～9月采集全草,洗净, 晒干。

性味功能：寒, 苦。清热解毒, 清利肝胆.

主治用法：急性黄疸型传染性肝炎, 胆书炎, 胆道感染, 气管炎, 肺炎, 肠炎, 痢疾, 高血压草。用量：4-8钱。

40　38. 狭叶风毛菊　（祛草）
点车

Saussurea

采集加工：7-9月采集全草。洗净，晒干。

性味功能：寒，苦。清热解毒，清肝利胆，清血止血。

主治用法：肝炎，胆囊炎，胆道感染，胃肠炎，内脏出血。
　　用量：3-5钱。

注：除上两种风毛菊外，还有同类的 浅裂叶风
毛菊（扎辣则），风毛菊 *Saussurea sp.*
（榛子接子吧）等。这几种风毛菊，是藏
医药中比较好的抗菌消炎药。

41　39. 蝇子草　（刹木则）

采集加工：7-8月采集全草。洗净，晒干。

性味功能：寒，苦，。清热解毒。

主治用法：肝炎，各种感染。用量：1-3钱。

42　　40. 小毛茛 （结杂）

Ranunculus ternatus Thunb.

采集加工：7-9月采挖带根全草。洗净，晒干。

性味功能：平，辛苦。解毒，散结。

主治用法：肺结核，淋巴结结核，淋巴结炎，咽喉炎。

用量：0.5～1两。

43　　41. 卷丝苣苔苔 （渣加哈锅）

Coralladiscus sericea Burtt.

采集加工：7-8月采集全草。晒干。

性味功能：寒，甘苦。清热解毒，补肾调经。

主治用法：野菜，肉类及乌头中毒，肝炎，阳萎早泄，

月经失调。用量：1-3钱。

44　42. 胡黄连（甲黄连）

Picrorrhiza scrophulariaefolia Pennell.

采集加工: 7~10月挖取根茎。洗净,晒干。

性味功能: 寒,苦。清热燥湿,消疳。

主治用法: 小儿疳积. 目赤,潮热,黄疸,痢疾,痔疮,痨热咳嗽等。用量: 1~3钱。

45　43. 铁线草（热草棕毛）

Adiantum pedatum L.

采集加工: 7~9月采收全草。洗净,晒干。

性味功能: 凉,淡。清热解毒. 利尿消肿,祛瘀止血。

主治用法: 感冒发烧、咳嗽咯血,传染性肝炎,肠炎痢疾,尿路结石、感染,急性胃炎,乳腺炎;外用治疗疮,跌打损伤,烧烫伤等。

用量: 0.5~1两,外用适量,捣烂敷患处。

44. 阿氏蒿 (看阿申)

Artemisia adamsii Besser.

采集加工: 8-9月采全草。洗净, 切段, 晒干。

性味功能: 寒, 苦, 凉芬。清热解毒, 健胃消炎。

主治用法: 喉炎, 扁桃腺炎, 结膜炎, 肺炎, 胃炎, 痈疮肿毒等。用量: 1-3钱。

45. 茴芹 (那舒勃)

Pimpinella sp.

采集加工: 8-9月果实成熟时, 采集带根全草。洗净, 晒干。

性味功能: 温, 辛苦, 祛风活血。解毒消肿。

主治用法: 感冒, 咽喉肿痛, 痢疾, 黄疸型肝炎;

外用治毒蛇咬伤, 跌打损伤, 皮肤搔痒。

用量: 0.3-1两, 外用适量, 鲜品捣烂敷患处。

52   46. 蛴螬 （达俄）

采集加工：捕捉到蛴螬,去肠,挂通风处晾干。

性味功能：寒,咸。 清热解毒,软坚散结。

主治用法：淋巴结核, 肺痨, 乳癌, 风湿性风关节
　　　　　 炎, 疮毒痒疹等。 用量：0.5—1钱；外用
　　　　　 敷膏。

54   47. 猫头鹰（喔巴）

采集加工：四季猎取, 用肉。

性味功能：平,咸。 软坚散结, 降逆止呕。

主治用法：淋巴结核, 食道癌, 胃癌。
　　　　　 用量：2—4两。

48   48. 喜子拉雅米n袋（迷巴瓦土）
Gueldenstaedtia diversifolia Maxim.
₍₁₄₅₆₎

209

采集加工：7-8月采挖带根全草，洗净，切段，晒干。

性味功能：寒，苦甘。解毒消肿，利尿。

主治用法：痈肿疔毒，淋巴结结核，水肿。

用量：1-3钱。

49. 野荞麦（白分（查无）

Polygonum cymosum Trev.

采集加工：7-10月挖根，去茎叶，洗净，晒干。

性味功能：凉，辛苦。清热解毒，活血散瘀，健脾利湿，理气止痛。

主治用法：咽喉肿痛，肺脓疡，脓胸，肺炎，胃痛，肠炎，痢疾，消化不良，盗汗，痛经，闭经，白带；外用治淋巴结结核，痈疖肿毒，跌打损伤。

用量：0.5-2两；外用适量，鲜品捣烂敷患处。

23   50. 披针叶虎耳草（色尔斗）

　　　　Saxifraga sp.

采集加工：8-9月采全草。洗净，日晒干。

性味功能：寒，苦。清热解毒，清肝降压。

主治用法：各种发热，风疹丹毒，胃肠炎痢疾，肝炎，胆囊炎，高血压病等。用量：0.4-1两。

24   51. 北重楼（闪的心）

　　　Paris verticillata Bieb.

采集加工：6-8月采叶茎，9-10月挖宅根，洗净切片，日晒干。

性味功能：寒，苦。有小毒。清热解毒，消肿免痉、熄风镇痉。

主治用法：咽喉肿痛，流行性乙型脑炎，胃痛，痈疮类，淋巴结核，腮腺炎，乳腺炎，毒蛇，毒虫咬伤，疮疡肿毒。用量：2-5钱。外用适量。鲜火或研末醋调敷患处。

52. 北陵鸢尾（直鸡）

Iris typhifolia Kitag.

采集加工: 7—8月挖根。洗净,晒干。种9-10月采摘,晒干。

性味功能: 寒,辛苦。有小毒,清热解毒,利尿催吐。

引经用法: 种子: 痈肿疮毒,梅毒,外伤感染等。

根: 水肿膨胀,催吐泻下。

用量: 0.5—1钱。

53. 狼舌头（望古结）

采集加工: 四季可猎捕。捕获后割取狼的舌头,烘干,研面。

性味功能: 寒、咸。清热解毒,消炎止痛。

引经用法: 慢性痛扁桃体炎,咽喉炎,口腔炎。

用量: 0.5剂 钱。冲服。

(1456)

54. 苦菜菜

Ixeris chinensis Nakai.

采集加工：6~7月开花时采集全草。洗净日晒干。

性味功能：寒、苦。清热解毒。凉血散瘀。

主治用法：急性盲肠炎、肺炎、肝脓疡、痈疖疮疡、头痛、牙痛、肠胃痉挛疼痛。

用量：0.4~1两。

乙、 清热燥湿药

1. 夏枯草 (夏库萘)

Prunella hispida Bth.

采集加工： 7-9月采集花穗及果穗，阴干。

性味功能： 寒，苦辛。清肝明目，清热散结，利水降压。

主治用法： 淋巴结结核，甲状腺肿，高血压病，头痛，
耳鸣，目赤肿痛，肺结核，急性乳腺炎，腮
腺炎，痈疖肿毒。用量：2-4钱。

2. 龙胆草 (加蒂噶尔布)

Gentianopsis paludosa (Monra) Ma

采集加工： 8-9月采集全草。洗净，阴干。

性味功能： 寒，苦。清肝利胆，除湿热，

主治用法： 眼结膜炎，急性黄疸型肝炎，胆市炎，
急性膀通管炎，高血压病。用量：1-3钱。

3. 白花龙胆（榜间噶尔布）

Gentiana algida pall.

采集加工：7—9月采挖带根全草。洗净，晒干。

性味功能：寒、苦。泻肝胆实火，清下焦湿热。

主治用法：眼结膜炎、脑膜炎、肺炎、肝炎、胃炎、尿痛、阳痿、阴本湿疹等。用法：1—3钱。

4. 泽端蕾.（榜里观优）

Gentianopsis paludosa Ma.

采集加工、性味功能、主治用法均同白花龙胆。

5. 光杆穷 （~~丰古甲穷~~）

（扛呷穷）

采集加工：7—9月采集全草. 洗净，切段，晒干。

性味功能：寒，苦。清热解毒，利湿消炎。

主治用法：急性气管炎，肺炎，肠炎，痢疾，食物中毒等。 用量：2～8钱。

6 6. 翼首草（榜兹毒兀）

Pterocephalus hookeri Hook.

采集加工：7～9月挖根。洗净，切片，晒干。

性味功能：寒，苦。有小毒。清热解毒，祛湿止痛。

主治用法：感冒发烧，肝炎，胆丰炎，等。 用量：1～3钱。

7 7. 报春花（糠只玛尔布）

Primulla vittata Bur. et Franch.

采集加工： 6～8月采花。 晒干。

性味功能： 寒，苦。清热燥湿，泻肝胆之火，止血。

主治用法：小儿高热抽风，急性胃肠炎，痢疾；

外用止血。用量：1-2钱，外用适量。

（橡呂色尔布）

附：黄花报春花 Primulla sikkimen-
sis Hook，其采集加工、性味功能、主治用
法均同报春花。

8. 鞋新菊（色尔尼木美多）

Chrysanthemum tatsienense Bur.
et Franch.

采集加工：8-9月采花。阴干。

性味功能：寒、苦。(活血祛瘀，清热止痛。

主治用法：跌打损伤，温热。 用量：1-3钱。

西生蒿蒂
9. 膝佯草（碌杂阿云）

采集加工：7-8月采集全草。洗净、日晒干。

(1158)

217

性味功能: 寒、苦，清利肝胆，健胃止痛。

主治用法: 肝炎，胆囊炎，胆道感染，急慢性
胃肠炎。眼病用量: 1-3钱。

10   10. 连钱草（~~苦布攫巴~~）

Glechoma hederacea L. Vaz. long-
ituba Nakai.

采集加工: 7-8月采割地上部分，洗净，鲜用或晒干。

性味功能: 寒、甘。清热利尿，消炎健胃，散瘀消肿。

主治用法: 尿路感染，尿路结石，胃十二指溃疡，
黄疸型肝炎，肝胆结石，感冒咳嗽，风湿
关节痛，月经不调，跌打损伤，骨折，疮疖
肿毒。用量: 1-2两，外用适量，鲜品捣
烂敷患处。

附: 抱连钱（达尔傲巴）

采集加工、性味功能、主治用法同连钱草。

218

11. 毛瓣绿绒蒿（慕琼单回）（欧摆尔俄布）

Meconopsis integrifolia Maxim.

采集加工：7-8月采集全草。去毛刺，洗净，日西干。

性味功能：寒，甘退。清热也肺，除温利水。

主治用法：气管炎，肺炎，肝炎，温热水肿等。

用号：1-3钱。

附、12. 黄花绿绒蒿（慕琼单园）

Meconopsis SP

采集加工、性味功能、主治用法均同毛瓣绿绒蒿。

12 13. 船形乌头（漂嗒尔）

Aconitum naviculare Stapf.

采集加工：7-8月采集全草。洗净，日西干。

(1456)

性味功能：寒，苦。有小毒。清热利湿。

主治用法：胃炎，肠炎，肝炎，肾炎。用量：2—5分。

13　　13. 轮叶棘豆（载大夏）

Oxytropis chiliophylla Royle.

采集加工：7～9月采集全草。洗净，切碎，晒干。

性味功能：凉，苦。清热消炎，祛瘀止血，止泻镇痛。

主治用法：肠炎腹泻，扁桃体炎，痈疽肿毒，创伤止
　　　　　血；外用消肿止痛。用量：1～3钱。

　　附：千叶棘豆（达夏那布）、昆莸叶棘豆
（达夏饥屋）采集加工，性味功能，主治用法均
与轮叶棘豆相同。

~~甘肃棘豆（色余儿）~~

14 14. 黑耳草（黑耳草）

Halenia elliptica D. Don.

采集加工：6-8月采集全草。洗净, 切段, 晒干.

性味功能：寒, 苦。清热燥湿, 祛风活络, 凉血止痛.

主治用法：痢疾, 胃炎, 痔疮出血, 风湿筋骨疼痛, 跌

打损伤, 瘀血肿痛; 外用研末调膏治鼻

炎效佳。用量: 3-8钱.

15 15. 向日葵（尼玛美多）

Helianthus annuus L.

采集加工：7-10月, 采集已凋谢的舌状花瓣和剥

去种子的葵花盘, 晒干.

性味功能：平, 甘。盘: 消炎利尿, 降压.

蕊: 止血.

秆芯: 抗癌.

主治用法：治头昏耳鸣，妊娠水肿。

葵花盘：高血压，肠炎，尿路感染，乳糜尿等。

葵花茎：功能性子宫出血。

葵花秆芯：消化道癌症。

用量：1～2两。

16 16. 藏微紫草（其结那布或其结噶尔布）

采集加工：7-8月采集全草。洗净，晒干。

性味功能：寒，苦。利湿清热，消炎止痛。

主治用法：泌尿系感染，痈肿疮毒，炭疽。
胃炎，胆书炎，

用量：3-5钱。

17 17. 华金腰子（牙鸣玛）

Chrysosplenium sinicum maxim

采集加工：8-9月采集全草。洗净，晒干。

性味功能：寒，苦。清热利湿，退黄清炎。

主治用法：黄疸型肝炎，胆道结石，泌尿系感染、
结石。用量：2-5钱。

18 18. 单花鸢尾（别马拉吉）

Iris uniflora pall.

(1156)

223

采集加工：9-10月种子成熟时，采摘种子，晒干。挖取根部，洗净，晒干。

性味功能：平、甘、小毒。清热解毒、利湿退黄。

主治用法：咽喉肿痛、黄疸型肝炎、小便不利等。

用量：1-3钱。

19. 獐牙菜（加尔达）

Swertia chinensis Franch.

采集加工：7-8月果割全草。洗净，晒干。

性味功能：寒、苦。清热利湿，清炎退黄。

主治用法：咽喉肿痛、肝炎、胆囊炎、肠胃炎、痢疾。

用量：3-5钱。

20. 虎掌草

Anemone rivularis Buch.-Ham.

采集加工：8-10月挖取根，洗净，切片，晒干。

(1456)

224

性味功能：寒，辛、苦。有小毒。清热解毒，消肿止痛。

主治用法：咽喉肿痛，扁桃体炎，牙痛，胃痛，急、慢性肝炎，风湿疼痛，跌打损伤。用量：1-3钱。

21 21. 狗尾草（玛玛果加）

Setaria glauca (L.) Beauv.

采集加工：6-8月采集全草。去尽杂质，切段，晒干。

性味功能：平，甘、淡。清热明目，止泻。

主治用法：目赤肿痛，眼睑炎，赤白痢疾。用量：3-5钱。

丙、清热凉血药

1. 金针大蓟（策尔抱术柴策尔那布）

Echinops sp.

采集加工：8-9月割取全草。洗净，切段，日晒干。

性味功能：凉，苦甘。清热凉血，散瘀消肿。

主治用法：吐血、衄血、尿血、子宫出血，黄疸，疮痛。用量：3-5钱。

2. 荠菜（扫瞥）

Capsilla bursa-pastoris (L.) Medic.

采集加工：7-9月采集全草。洗净，日晒干。

性味功能：凉，甘。凉血止血，清热利尿。

主治用法：肾结核尿血，肺结核咳血，产后子宫出血，月经过多，高血压病，肾炎水肿，乳糜尿肠炎，痢疾，感冒发热。用量：0.3-1两。

3 3. 紫草（哲磨）

Onosma hookeri Clarke var. longiflo-
rum Duthie

采集加工：8-10月挖取根部。除去茎叶，洗净，晒干。

性味功能：寒，甘咸。清热凉血，解毒透疹，利尿滑肠，
外用除湿清炎，止痒镇痛。

主治用法：麻疹不透，急慢性肝炎，急性膀胱炎，
尿道炎，急肾炎，高血压病，绒毛膜上皮
癌，便秘，丹毒等；外用治烧烫伤，下
肢溃疡，冻伤，痈肿，玫瑰糠疹，湿疹
等。用量：1-3钱；外用适量，煎汁或熬
膏涂敷患处。

附：假紫草，可代紫草用。采集加工，性味功能，主治用法同
(1456)
紫草。

227

4. 统血蒿（普尔那）

Artemisia nestita Wall.

采集加工：7—9月采茎叶。洗净切段，阴干。

性味功能：寒，苦。清热除蒸，凉血止痒。

引允用法：瘟疫内热，骨蒸发烧，四肢酸疼。

用量：1—3钱。

5. 凤草花（明涧色尔布）

Pulicaria insignis Drumm.

采集加工：7—8月采花。阴干。

性味功能：寒，苦。清热凉血，消炎止痛。

引允用法：各种炎症，痰疮病，丹毒等。

用量：1—3钱。

6. 杉叶藻 （当布嘴日）

Hippuris vulgaris L.

采集加工：7—9月采集全草。洗净，晒干。

性味功能：寒，苦。清热凉血，除蕴养阴，舒肝，镇咳。

主治用法：肺结核咳嗽。两胁痛，瘰疬骨蒸，急性
胃肠炎。 用量：3—5钱。

7. 白茅根 （杂然木巴）

Imperata cylindrica Beauv. Var. major
(Nees) C. E. Hubb.

采集加工：8—10月挖取根茎，除去鳞片及根须，洗净，
切段，晒干。

性味功能：寒，甘。清热利尿，凉血止血。

主治用法：急性肾炎水肿，泌尿系感染，吐血，衄血，
咯血，尿血，高血压病，肺热咳嗽，热病

烦渴等。用量: 0.5－1两。

附: 白茅花有止血作用, 用于吐血, 衄血, 咯
血等症。

（缧苏）

8　8. 旱麦瓶草　（缧琉）

Silene jenisseensis Willd.

采集加工: 9－10月挖根。洗净, 切段, 晒干。

性味功能: 微寒, 甘。清热凉血。

主治用法: 结核发热, 久疟发热, 小儿疳热。

用量: 1－3钱。

9　9. 兴安女娄菜（蒙巴）

Melandrium brachypetalum (Horn) Fenzl.

(1456)

230

采集加工：7—8月采全草。洗净，切段，晒干。

性味功能：凉、涩。清热凉血，降压除湿。

主治用法：耳聋耳鸣、咽喉肿痛、音哑，肝炎，高血压病等。　用量：2—4钱。

10　10. 黄牡丹（白玛色尔布）

Paeonia lutea Franch.

采集加工：9—11月挖根。剥取根皮，切片，晒干。

性味功能：凉、苦辛。清热凉血，活血行瘀，调经止痛。

主治用法：热病吐血、衄血，血热斑疹，急性喉炎，血瘀痛经，经闭腹痛，跌打瘀血肿痛，高血压病，神经性皮炎，过敏性鼻炎，腰痛，关节痛。用量：1.5—3钱。孕妇慎用。

1. 石膏（多底嘎尔布）

采集加工：由矿中挖出后，去净泥土及杂石。生用或煅用。

性味功能：寒，辛甘。生用清热降火，除烦止渴；煅用生肌敛疮。

主治用法：一切急性热病引起的高烧、大汗、烦渴、口干舌燥、神昏谵语，流行性乙型脑炎，流行性脑脊髓膜炎，中暑，胃火牙痛，胃火头痛；煅用外治湿疹，疮疡溃后不敛等。

用量：0.5～2两；外用适量。

2. 寒水石（迥席）

采集加工：由矿中挖出后，去净泥土及杂石。

性味功能：寒，辛咸。清热降火，凉血固齿。

主治用法：伤暑热盛，胃热烦渴，小儿高烧，烦渴引饮

(1456)

信, 牙痛。　用量：1~3钱。

3　3. 兰花龙胆（榜间载那）

Gentiana filistyla Balf. f. et Forrest

采集加工：　8~9月采集茎根全草。洗净，晒干。

性味功能：寒、苦。清肝胆实火。解毒。

刊能用法：　目赤头痛，咽炎，温热黄疸，胆道感染等。

用量：1~2钱。

附：22色龙胆（榜间察布）

Gentiana veitchiorum Hemsl.

采集加工、性味功能、刊能用法均同兰花龙胆。

5　4. 熊胆（敦木赤）

采集加工：捕获熊后，剖腹取出胆布，悬挂阴干，用

(1450)

233

时去净皮膜，研为细粉。

性味功能：寒，苦。清热镇惊，明目，杀虫，泻火降压。

主治用法：目赤翳膜，黄疸，热病惊痫，小儿惊风，恶疮痈肿，肠寄生虫，高血压病等。

用量：1—3分。

附：熊油。

性微寒。除风痹，缓筋急，补养杀虫，外除疮痈。

熊骨。

性温，祛风湿，泡酒治风湿性关节炎。

熊掌

性平。益脾健胃，除风湿。炖食。

6 5. 牛胆（脑赤巴）

采集加工，四季均可采集。将鲜牛胆汁倾入清洁的瓷缸中阴干。封口要严，忌浸生水，防止发霉。

234

性味功解：寒，苦。清热利胆，明目清肿。

主治用法：包膜炎、急性结膜炎，口腔炎，高血压病，淋痛，小儿惊风等。用量：2～7分。

7 7. 羊胆（铁赤巴）

采集加工：同牛胆。

性味功解：寒，苦。清热解毒，明目退翳，利胆止呕。

主治用法：喉头红肿，目赤肿痛，噎嗝反胃，黄疸型肝炎。用量：2～7分。

8 8. 鸡胆（甲堆赤巴）

采集加工、性味功解、主治用法同牛胆。对包膜炎、百日咳效果更好。

8. 猪胆 （爬巴麦巴）

采集加工：阉牛胆.

性味功能：寒，苦。清热泻火，利胆降压.

主治用法：伦百日咳，黄疸型肝炎，高血压和慢性气管炎等。用量：1-3分。

10 又 藏玄参（此儿角姐美多）

采集加工：7-8月开花时，采集全草，洗净，晒干.

性味功能：寒，苦。清热泻火，消炎止痛。

主治用法：小儿尿系感染，肝炎。用量：1-3钱。

4. 10. 芦根（担木杂）

Phragmites communis Trin.

采集加工：全年可采。挖取根部，去须根，洗净，切段，鲜用或晒干。

性味功能：寒，甘。清肺胃热，生津止渴，止呕除烦。

主治用法：热病高热烦渴，牙龈肿痛，鼻出血，胃热呕吐，肺脓疡，大叶性肺炎，气管炎，麻疹色黄，预防麻疹。用量：0.5-2两。

(1456)

236

（八） 止咳化痰药

1. 1. 紫菀 （阿塔）（尤梅）

Aster souliei Franch

采集加工： 7—8月开花时，采集带根全草，洗净，晒干。

性味功能： 温，苦。 镇咳化痰。

主治用法： 支气管炎，肺结核，咳嗽咯血，小便短赤。

用量： 2—3钱。

附： 紫菀叶花（鞑尤梅 ）

Aster flaccidus Bge.

采集加工、性味功能、主治用法 均同 紫菀。

重瓣紫菀
（陆源）

Aster diplostephioides （DC.） C. B. Clarke.

采集加工、性味功能、
主治用法均同紫菀。

2. 2. 前胡 （加乌）

Peucedanum terebinthaceum Fisch.

ex Turcz.

采集加工： 8—9月采挖带根全草，洗净切段，晒干。

(1456)

237

性味功能：微寒，苦，辛。散风清热，降气化痰。

主治用法：感冒，上呼吸道感染，支气管炎，咳喘，痰多。

　　用量：1-3 钱。

3　3. 杏仁　（阿尔康木）

Prunus armeniaca L.

采集加工：7-9月果实成熟时采摘，去果肉，打碎果核，

　　　取出种子晒干，去皮用。

性味功能：温，苦。有小毒。止咳平喘，宣肺润肠。

主治用法：咳喘，支气管炎，大便秘结。

　　　用量：1-3 钱。

4　4. 旋复花　（旋复花）

Pioris hieracioides L. ssp. fuscipilosus

Hand. — Mzt.

(1456)

采集加工: 7-9月采花。晒干。

性味功能: 微温, 苦、辛、咸。化痰行水, 降气止呕。

主治用法: 痰多咳喘, 呕逆, 噫气, 呕吐, 胸腹闷胀等。

用量: 1-3钱。入煎时宜用绢布包。

附: 金沸草

采集加工: 7-8月采集全草。切段, 晒干。

性味功能: 温, 咸。有小毒。化痰止咳, 利水除湿。

主治用法: 痰多咳嗽, 水肿, 风湿疼痛。

用量: 2-4钱。

5. 鼠曲草 (甘达八渣)

Gnaphalium affine D. Don.

采集加工: 6-8月采全草。洗净, 切段晒干。

性味功能: 平、甘。止咳平喘, 降血压, 祛风湿。

(1456)

239

主治用法：感冒咳嗽，支气管炎，哮喘，高血压，急惊瘋，风湿腰腿痛；外用跌扑打损伤，毒蛇咬伤。

用量：0.5—1两；外用适量，鲜品捣烂敷患处。

6. 点头菊 （点头菊）

Cremanthodium plantagineum Maxim var. Ellisii Hook. f.

采集加工：7—9月采集全草。洗净，切段，晒干。

性味功能：温，甘苦。祛痰止咳，宽胸利气。

主治用法：痰喘咳嗽，痨伤，老年头痛等。

用量：2—4钱。

7. 打火草. （扎王）

Anaphalis nepalensis Hand.-Mzt.

采集加工：7—9月开花时采集全草。洗净，切段，晒干。

性味功能：平、甘。清热解毒，止咳定喘，祛风除湿。

主治用法：感冒咳嗽，急慢性气管炎，风湿关节疼痛，两胁无力等。 用量：1-3钱。

8. 红景天 （扫罗玛尔布）

Rhodiola Saera (Prain) Fu.

采集加工：7-9月采集全草。洗净晒干。

性味功能：寒，甘涩。清肺止咳。活血止血，止带。

主治用法：咳嗽，气管炎，肺炎，咳血，略血，妇女白带等，外用治跌打损伤，烫火伤。

用量：1-3钱。外用适量，鲜品捣烂敷患处。

9. 蓝石草 （巴雅杂毛）

Lancea tibetica Hook. f. et Thoms.

采集加工： 7-9月采集全草。洗净，晒干。9-10月采摘果实。

日晒干。

性味功能：寒，甘、苦。清热解毒，宣肺结痰。

主治用法：肺脓病，肺炎，急慢炎等。用量：1~3钱。

果实治月经不调，下腹疼痛，候纯甘。

10. 蓝布裙（β玛甲尔玛）

Cynoglossum amabile Stapf et Drumm.

采集加工：8~9月挖根。洗净，切片，日晒干。或夏季采集全草。洗净，日晒干。

性味功能：寒，苦、甘。清热利湿，清肺止咳，散瘀止血。

主治用法：肺结核咳嗽，肝炎，肾炎，痢疾，尿痛，白带，月经不调，疝气；外用治创伤出血，骨折，关节脱血。用量：0.3~1两；外用适量，鲜根捣烂敷或干品研末撒敷患处。

(1456)

242

11. 高山黄华（高山黄华）（萨堆嘴尔布）

Thermopsis alpina Ledeb.

采集加工：6-9月采收花、果。晒干。8-9月挖根。洗净，

切片，晒干。

性味功能：寒，苦。有小毒。清热化痰，截疟，镇静降压。

主治用法：根：疟疾，高血压。用量：1-3钱。

花、果：狂犬病。用量：1-3钱。

附：紫花黄华（萨堆绕慕）

Thermopsis barbata Benth.

采集加工、性味功能、主治用法均同高山黄华。

12. 丛菔（扣罗慕布）

Solms-Laubachia Sp.

采集加工：7-8月采集带根全草。洗净、晒干。

性味功能：凉，苦辛。清肺热，镇咳，止血。

主治用法：气管炎、肺炎、咳嗽、痰中带血。用量：2～4钱。

13. 紫花芥 （蒙瓦蒙十）

Malcolmia africana (L.) R. Br.

采集加工：8～9月果实成熟时，割取全草。晒干，打下种子，去净杂质。生用或蜜炙用。

性味功能：寒，苦辛。祛痰定喘，泻肺行水。

主治用法：喘咳痰多，胸胁满闷，水肿，小便不利，肺脓疡，结核性渗出性胸膜炎等。

用量：1～3钱。 全草有微毒。

14. 草莓 （只大萨曾）

Fragaria nilgeerensis Schlecht.

采集加工：6～9月采集全草。洗净切段，晒干。

(1456)

性味功能：寒，甘苦。清热解毒，宣肺止咳。

主治用法：感冒咳嗽，百日咳，疗疮等，外用治蛇咬伤，烫火伤等。用量：3-5钱；外用适方，鲜品捣烂敷患处。

15. 土半夏（达色咸巴）

Arisaema intermedium Blume

采集加工：8-9月挖根块。洗净，用水浸泡，每日换水1-2次，至嘗无麻辣味为度，再用生姜汁或矾水（10斤半夏，用姜2斤或成矾1斤4两）共煮三小时，取出晒干。

性味功能：温，辛。生者有毒。燥湿化痰，和胃健脾，降逆止呕。

主治用法：急慢性胃炎，胃溃疡呕吐，咳嗽痰多。用量：1-3钱。

注意：本品反附子、乌头。

19 16. 天南星（达果）

Arisaema flavum Schoot.

采集加工：同土半夏。

性味功能：温、苦、辛。有毒。燥湿、镇惊、化痰散结。

胆南星：平、苦。化痰熄风、定惊。

主治用法：慢性气管炎、支气管扩张咳，面神经麻痹、半身不遂、小儿惊风、破伤风、癫痫、口噤强直等，外用治疗疮肿毒、毒蛇咬伤、灭蝇蛆。用量：制南星0.8—1.5钱，胆南星1—2钱；天南星外用适量，研粉醋调敷患处。

16 12. 螃蟹甲（露木尔）

Phlomis kawaguchii Murata.

采集加工：9～10月挖取根块。洗净，切片，晒干.

性味功能：平，甘。清热，镇咳化痰.

主治用法：感冒咳嗽，支气管炎。用量：1～3钱.

15 18. 棱砂贝母（阿皮卡）

Fritillaria delavayi Franch.

采集加工：8～10月采挖鳞茎。洗净，晒干.

性味功能：寒，甘、微苦。清热润肺，止咳化痰，散结消热.

主治用法：肺结核咳嗽，吐血，支气管炎，肺脓疡，痈疮肿毒等。用量：1～3钱.

17 19. 碟子苗（玛玛扎扎）

Mariscus compactus Drace.

采集加工：7-8月采集全草。洗净切段，晒干。

性味功能：平，苦辛。止咳化痰，宣肺解表。

主治用法：上呼吸道感染，支气管炎，咳嗽痰多，风寒感冒。用量：1~3钱。

20. 水獭肝 （三木格沁巴）

采集加工：为水獭的肝脏。捕获水獭后，剖腹取肝，剔除胆汁、油脂、肌肉，洗净，切块晾干。

性味功能：温，甘。有小毒。益阴止咳，杀虫。

主治用法：肺结核咳嗽咯血，气喘，骨蒸潮热盗汗，胁郁胃痛，血吸虫病腹水，夜盲。

用量：0.5~1钱。研面冲服。

水獭骨磨面服，治水积黄肿。獭心泡酒服，治心痛。

（九）理气药

1. 土木香（玛奴）

Inula racemosa Hook. f.

采集加工：8—10月挖根。除去残茎，洗净，切片，晒干。

性味功能：温，辛，苦。健脾和胃，疏气解郁，止痛驱虫。

主治用法：慢性胃炎，肠胃功能紊乱，慢性肝炎，肋间
神经痛，胸壁挫伤和岔气作痛，蛔虫病等。

用量：1—3钱。

2. 甘松（榜贝）

Nardostachys gatamansi DC.

采集加工：8—10月挖根，除去残根及细根，洗净，晒干。

性味功能：温，辛，甘。温中散寒，理气止痛，开郁醒
脾，健胃驱虫。

主治用法：胸腹胀痛，胃痛呕吐，食欲不振，消化不良，

249

牙痛，蛔虫等。用量：1～2钱。

3. 草香附（扎冈）

Juncus amplifolius Camus.

采集加工：7－9月挖根部，除去须根，洗净，晒干。

性味功效：平，辛、微苦。理气，疏肝，调经止痛。

主治用途：肝郁气滞，胸胁疼痛，胃腹胀痛，痛经，
　　月经失调，崩中带下等。用量：1～3钱。

4. 紫茎枝子芹（哉果）

Pleurospermum hookeri C.B.Clarke.

采集加工：8－9月采集全草。切段，晒干。

性味功效：温，辛。理气活血，止痛。

主治用途：肝郁气滞，月经不调，瘀滞腹痛。
　　用量：1～3钱。

5. 唐古特青兰 （智洋硕）

Dracocephalum tanguticum Maxim

采集加工：7—8月挖带根全草。洗净，切段，晒干。

性味功能：黑，甘、苦。疏肝和胃，嫩苗利水。

引证用法：胃炎，溃疡病，肝炎，肝肿大。用方：1—3钱。

附：异叶青兰（加古苦拉）

采集加工、性味功能、引证用法同唐古特青兰。

6. 刺参 （锋策尔噶尔布）

Marina coulteriana Royle.

采集加工：6—8月挖取带根全草。洗净、晒干。

性味功能：温，甘，微苦。健胃，催吐，消肿。

引证用法：肝郁引革，脘疼胃痛。外用治疮痈肿疼。

用量：1—2钱，大剂易引催吐。

7. 羊壳（地石鹌）

来源加工：为山羊的胃中结石。屠宰山羊时，如发现胃内有结石，即取出用清水洗去秽液，晒干。

性味功效：咸，微温。降逆和胃，解毒止呕。

临床用法：反胃呕吐，噎膈噫气，食物中毒等。

用量：3—5分。

注：羊壳体质轻泡，羊宝体质沉重，有光泽，内心起细圈纹。羊宝比羊壳好。

附：羊肝

新鲜羊肝，性寒，治肝虚夜盲，目赤肿痛。

十. 理血药

甲. 止血药

1. 大蓟 (绰莱尔那布)

Cirsium eriophoroideum Petrak.

采集加工: 7-8月采集全草。洗净, 切段, 晒干。

性味功效: 凉, 甘, 苦。凉血止血, 散瘀消肿。

主治用法: 吐血, 衄血, 咯血, 尿血, 功能性子宫出血等

各种出血, 肝炎, 肾炎, 乳腺炎, 跌打损伤;

外用治外伤出血, 痈疖肿毒。用量: 0.5～1两;

外用适量, 鲜品捣烂热敷患处。

附: 刺头菊

采集加工、性味功效、主治用法与大蓟相近。

2. 飞廉 (策尔娘绰策尔)

Carduus Acanthoides L.

采集加工：7～8月采集全草，洗净，切段，晒干。

性味功效：凉，微苦。散瘀止血，清热利湿。

主治用法：吐血，咯血，尿血，功能性子宫出血，白带，乳

糜尿，泌尿系感染；外用治疮疖、疔疮。用

量：3—5钱；外用适量，鲜品捣烂敷患

处。

附：从蓟的瘦果制成酊剂，有利胆作用，可治

黄疸征，对于轻度绞痛有效。

3. 小蓟（姜译）

Cephalanoplos segetum kitam.

采集加工：7～8月采集带花全草。去刺后，鲜用或干用。

性味功能：凉，苦。凉血止血，化瘀。

主治用法：全草：咯血，尿血，功能性子宫出血，对妨出血，传染性肝炎；外用治疮疖和疱疹。用量：0.5—1两。

根状茎：肝炎。用量：鲜品1—2两。

外用适量，鲜捣烂或煎汤洗患处。

4. 茜草 （[[喹]]）

Rubia cordifolia L.

采集加工：8—10月挖根。除去茎苗及泥沙，洗净，切段，晒干。

性味功能：寒，苦。凉血止血，活血散瘀。

主治用法：吐血，咯血，便血，尿血，崩漏，月经不调，经闭腹痛，风湿关节痛，肝炎；

外用止血功效，及对打损伤，和肿，神经地毛皮炎。用量：
1—3钱；外用适量，研粉调敷或煎水洗患处。

5. 卷 柏 (藏区药得尔蔓)

Selaginella pulvinata ~~Makim~~ Maxim.

采集加工：7—9月采集全草。去须根，洗净，晒干，生用或
　　　炒炭用。

性味功能：平、辛。活血通经，炒炭收敛止血。

主治用法：经闭瘀血，便血，脱肛，功能性子宫出
　　血，胃痛腹胀。用量：2—5钱。

6. 翻白草 (阿锐执裹)

Potentilla fulgens Wall.

采集加工：7—8月割取未开花的全草。洗净，晒干。

性味功能：寒，苦，涩。凉血止血，收敛止泻。

主治应用：衄血，肺结核咯血，上呼吸道及消化道出血，痢疾，肠炎，消化不良，崩漏带下；外用治创伤出血，烧烫伤。用量：3—5钱；外用适量。

7. 问荆（孳鞠余仁）

Equisetum palustre L.

采集加工：7—9月采集全草。洗净，切段，晒干。

性味功能：平，苦。止血，利尿。

主治应用：吐血，衄血，月经过多，痔疮出血，尿道感染，小便不利等。用量：2—3钱。

8. 红花杜鹃（打玛兴姜多玛尔布）

Rhododendron arboreum Smith forma

roseum Sweet

采集加工：6—7月采花，鲜用或阴干用。

性味功解：心系，苦。有小毒。凉血止血，清热解毒，止咳平喘。

应用主治：衄血，咯血，胃肠道出血，月经不调，慢性气管炎，骨髓炎等。用量：0.5—1钱。

附：小叶杜鹃（包岩）

Rhododendron aff. cephalanthum

Tranch.

采集加工、性味功能、应用主治同红花杜鹃。

P. 假蒌斗菜（榆莫得乌锦）。

Parquilegia microphyll Drumm. et Hutch.

采集加工：8～中旬采集枝、叶。洗净，晒干。

性味功能：寒、苦、淡。凉血止血，去瘀止痛。

主治用法：下死胎，功能性子宫出血。用量：1～3钱。

10. 山飞松 (山飞松)

Sinocrassula indica Beager.

采集加工：8～中旬采集全草。洗净，晒干。

性味功能：平、酸。有毒。止血，止利，生肌收敛。

主治用法：刷板，便血，功能性子宫出血。用量：
　　　　0.5～1钱。捣烂外敷治诸疮久不收口。

11. 梧盘花 (降巴)

Althaea rosea Car.

采集加工：7—8月割花带叶采集。(1—10时完根，1洗净，切段，晒干。

性味功能：平，温。收敛止血。

主治用法：吐血，咯血，鼻血，功能性子宫出血。用量：0.5—1两。

12. 血余炭 （来重来色余0觉）

采集加工：取人发用0碱水。1洗川1洗净，置密封0砂罐内，放火上烧色发炭逢心为止

性味功能：性微温，苦。止血1消瘀。

主治用法：吐血，鼻血，尿血，便血，功能性子宫出血，外用1外敷止血。用量：1—3钱；外用适量。

附：人指甲

采集加工：取人指甲，洗净晒干，火煅成炭用。

性味功能：平、甘、咸。解毒消炎，催生疗疮。

主治用法：扁桃腺炎，疳肿疮毒，催生，下胎衣。

用量：0.5—1钱。

13. 百草霜

采集加工：刮取以柴草杂草做燃料的锅底烟墨，以以质轻、体虚者为合格。

性味功能：温，苦。有小毒。祛瘀止血，消积化滞。

主治用法：吐衄崩漏，诸般出血，积滞癥瘕。

用量：1—3钱，入汤、散、丸剂。

14. 倒柏叶（热阿休）

Biota orientalis (L.) Endl

或少炎。 采集加工：幼枝四季可采。鲜用或晒干用，

及止唾。 性味功能：微寒，苦、涩。凉血止血，清肺

尿血，功用妇子 主治用法：咯血、衄血、胃肠道出血，

2—4钱。 便血，慢性气管炎。用另：

；坚） 附：曲枝柏（休巴色？

ie. Sabina recurva Antoir

用侧柏叶。 采集加工、性味功能、主治用法均

佳） 15. 景天三七（呷 e

Sedum aizoon L.

净，晒干。 采集加工：7—8月挖取全植合草。洗净

：肿痛痛。 性味功能：平，甘、微酸。散瘀止血，主

主治用法：血小板减少性紫癜，衄血，吐血，咯血，牙龈出血，便血，消化道出血，子宫出血。心悸，烦躁等关脉，对用治跌打损伤，对疗出血，烧烫伤。用房：0.3－1钱；对用适房，研而捣烂敷患处。鲜品2－3钱捣汁服治肺出血效佳。

16. 云母石（珞扯）

采集加工：四季可采，拣成原矿，去净杂质。

性味功效：平，甘。止血敛疮，补肾平喘。

主治用法：肺结核咯血，咳嗽气喘，吐血，毒痢，对用治金疮出血，疮疡久不收口。用房：3－8钱；对用适房。

17. 童便（细地金巴）

采集加工：三岁以前健康男孩的小便。新鲜小便入药。

性味功能：温，咸。祛瘀生新，消肿止痛，止血。

引治用法：肺结核咳嗽，咯血，衄血，吐血，跌打损伤，瘀血作痛。用量：2—3钱。

18、仙鹤草（救+茅苞）

Agrimonia pilosa Ledeb.

采集加工：6—8月割取全草。洗净，切段，晒干。

性味功能：平，苦，促。收敛止血，消炎止痢。冬芽：驱虫。

引治用法：全草：吐血，咯血，衄血，尿血，便血，功能性子宫出血，胃肠炎，痢疾，阴道滴虫；外用治痈肿疖疮，阴道滴虫。

冬芽：绦虫病。用量：0.3—1两；外用适量，鲜草捣敷或煎洗汁及煮膏涂患部。

19、甘肃棘豆（色余儿）

Oxytropis kansuensis Bgl.

采集加工：7—8月采全草。切段，晒干。

性味功能：涩，微辛。止血利尿，排毒消炎。

主治用法：各种内出血，痈疮肿毒。用方：2—5钱。

20、裂叶蒿 （肯阿拉）

Artemisia SP.

采集加工：8—9月割地上部分，切段，晒干。

性味功能：微涩，苦。止血，消炎，消炎。

主治用法：月经不调，痛，功能性子宫出血，白带，肺炎，痈疮肿毒。用方：2—5钱。

中国人民解放军西藏阿里军分区

22. 独行菜（茶戮巴）

Lepidium apetalum Willd.

采集加工：8-9月果实成熟时，采集全草。晒干，打下种子；去垩质，晒干。

性味功能：凉，甘，泄。清热利尿，清血止血，健胃。

主治用法：小儿消化不良，痔血症，眼结膜黄，免瘅脉，久痢及各种出血症。用方：1-3钱。

注：独行菜，在《全国中草药汇编》（832页）中，作用是镇咳袪痰，泻肺利水，并无清血止血之功用，与《西藏常用中草药》的叙述不同，似应以《全国中草药汇编》中的叙述为佳。

21. 耧斗菜

Aquilegia oxysepala Tr. et Mey.

采集加工：7—8月采集全草。洗净，切碎，入锅内熬数至
　　　荷度把干，过滤去渣，1熬1度1浓缩成膏。

性味功能：1血，微苦。止血调经，消炎散瘀。

主治用法：月经不调，功能性子宫出血，肺炎，骨折，
　　　外敷治疮肿。用量：1—5钱。

乙、活血化瘀药

1、桃仁　　（原十）

Prunus mira Koehne.

采集加工：8—9月果实成熟时，收集果核，破核取仁，
　　　用热水侵泡，剥去皮，晒干。

性味功能：平，苦、甘。　活血化瘀，润燥通便。

主治用法：痛经，闭经，跌打损伤，瘀血肿痛，肠燥

便秘。肺痈咳嗽。用量：2—3钱。

附：桃树根、茎、白皮

采集加工：随时可采集，日晒干备用。

性味功能：平，苦。清热利湿，活血化瘀，截疟杀虫。

主治用法：风湿性关节炎，腰痛，跌打损伤，绦虫病，间日疟。用量：均为0.5—1两。孕妇忌服。

桃叶

采集加工：6—8月采集。鲜用或干用。

性味功能：平，苦。清热解毒，杀虫止痒。

主治用法：疟疾，痈疖，痔疮，湿疹，阴道滴虫；外用适量。疟疾鲜叶捣烂敷脉内，痈疖鲜叶捣烂敷患处。痔疮、湿疹、阴道滴虫，盂蛋均蓝水洗。

桃　花

采集加工：开花时摘花晒干。

性味功能：平，苦。泻下通便，利水消肿。

引名用法：水肿，腹水，便秘。用量 1—2 钱。

桃　奴

采集加工：为桃树未成熟自落的幼桃果，采取晒干。

性味功能：平，苦。止痛，止汗。

引名用法：胃痛，疝痛，盗汗。用量 3—5 钱。

2. 甘青 (获恋蒙布)

Salvia przewalskii Maxim.

采集加工：8-10月挖根，去净泥土及须根，切片，晒干。

性味功能：微寒，苦。活血生新，活血调经，清心除烦。

主治用法：月经不调，经闭腹痛，产后瘀血腹痛，神经衰弱失眠，心烦，心悸，肝脾肿大，关节疼痛，疮肿丹毒等。用量：3—10钱。

注意：本品反藜芦。

3. 岩川芎（藏语名）

Pleurospermum   SP.

采集加工：9-10月挖取带根全草，洗净，切片，晒干。

性味功能：辛，温。活血化瘀，调经理气，祛风止痛。

主治用法：月经不调，痛经，产后瘀血腹痛，胃痛，头痛，身痛，风湿疼痛等。用量：1-3钱。

4. 五灵脂 （查训）

采集加工：从（图）鼯鼠栖息处山石间或荒洞中摘取粪块，去净泥砂杂质，用醋、酒混匀，炒至微干。

性味功效：温、甘。活血散瘀，炒炭止血。

主治用法：心腹瘀血作痛，痛经，血瘀经闭，手术瘀血腹痛；炒炭治崩漏下血；外用治跌打损伤，蛇虫咬伤。用量：1—3钱；外用适量，研末酒调敷。

注意：本品畏人参。

5. 醋 柳 果（大乃卜兰）

Hippophae rhamnoidese L.

采集加工：10—11月采摘成熟果实，晒干。

性味功效：温、酸、涩。活血化瘀，化痰宽胸，补脾健胃。

引他用法：跌打损伤，瘀血肿痛，咳嗽痰多，呼吸困难，消化不良等。用量：1—3钱。

6. 王不留行（麦蓝菜）

Vaccaria pyramidata Medic.

采集加工：7～8月种子成熟时，割取全草，晒干，打下种子，去杂质。炒到大部分爆白花为度。

性味功能：平，苦。引血调经，下乳消肿。

引他用法：经闭，痛经，乳汁不通，乳腺炎，痈肿损伤等。用量：2—4钱。孕妇忌服。

7. 茅膏菜（大瓦）

Drosera petata Smith var. lunata C. B. Clarke.

采集加工：7—8月采集全草。洗净，切段，晒干。

性味功能：温，辛。有小毒。活血散瘀，止痛，祛风通络。

引能用法：月经不调，跌打损伤，腰肌劳损，风湿关节痛，痔疮（炙大椎穴），角膜云翳（炙太阳穴），淋巴结核，硬疖，神经性皮炎。用量，1—2钱；外用适量，研粉水调敷患处或炙灸佳。

8. 自然铜（楚布）

采集加工：天然硫化铁矿石。采挖后，去净杂质。装甘锅内，置火中煅红后，倒入醋中淬之，晒干。如此2—3次，淬酥后研粉即成。

性味功能：平，辛。散瘀止痛，续筋接骨。

引能用法：跌打损伤，筋伤骨折，瘀血作痛。用量：1—3钱，水煎服；或研粉，入丸、散剂服。

6. 阳雀花（陲鸡尝）

Caragena franchetiana Kom.

采集加工：6—7月采集未完全开放的花，阴干。8—10月挖根。洗净，切段，晒干。

性味功能：根：辛，甘、微辛。活血调经，祛风利湿，滋补强壮。

花：温，甘。祛风活血，止咳化痰。

主治用法：根：气血亏病，头昏头晕，耳鸣眼花，体弱乏力，月经不调，白带，乳汁不足，风湿关节痛，跌打损伤。用量：0.5—1两。

花：头痛头晕，耳鸣眼花，肺虚咳嗽，小儿消化不良。用量：4—6钱。

中国人民解放军西藏阿里军分区

附：锦鸡儿（作玛尼）

Caragana jubata Poir.

采集加工、性味功能、引用法均同阿拉霍花。

藏锦鸡儿（色布东作玛尼）

Caragana tibetica Kom.

采集加工、性味功能、引用法均同阿拉霍花。

10. 打碗花（打碗花）

Calystegia hedercea Choisy.

采集加工：7—8月采集全草。洗净，切段，晒干。

性味功能：平，甘，淡。调经活血，健脾利湿。

引用法：月经不调，红白带下，脾虚消化不良，

稀吐。用量：1—2两。

花外用退疖，治牙痛。

附．田旋花（田径花）

Convolvulus chinensis Lam.

采集加工、性味功能、引种用法均同打碗花。

11. 鸽粪 （嘎加巴）

采集加工：将收集的鸽粪去净杂质晒干即成。

性味功能：温、辛、有微毒，化瘀消肿，软坚散结。

引种用法：跌打损伤，瘀血肿痛、恶疮肿毒，瘰疬结

核。用量：2—8钱。

12．多刺绿绒蒿（乌巴拉色尔布）

Meconopsis horridula Hook. f et Thoms.

采集加工：8—9月采集全草。洗净，切段，晒干。

性味功能：寒，苦。有小毒。活血化瘀，镇痛。

主治用量：跌打损伤，瘀血肿痛。用量：0.5——1钱。

13. 青羊血（珍查）

采集加工：四季可捕捉。取鲜血盛于盆中晒干即成。

性味功能：温，咸。活血散瘀，续筋接骨。

主治用法：跌打损伤，瘀血肿痛，一切痛肿，筋骨疼痛。

用量：1——2钱，渲冲服或入丸剂服。

14. 银粉背蕨（银粉背蕨）

Aleuritopteris argentea Fel.

采集加工：7—8月采收全草。晒干。

性味功能：温，淡。微苦。活血调经，补虚止咳。

引经归经：肺经心调，闭经腹痛，肺痨咳嗽，咯血。

用量：3—5钱。

15. 土鳖虫（哂科尔）

采集加工：一般会飞或夜间灯光引诱。捕捉后用沸水烫死，去尽杂质，哂干或烘干。

性味功效：寒，咸。有小毒。活血散瘀，通经止痛。

引经归经：跌打损伤，瘀血肿痛，闭经，手术瘀血疼痛。

用量：1—3钱。孕妇忌服。

申

（十一）安神镇惊药

甲、安神药

1. 柏子仁（香柏藏志）

Cupressus torulosa D. Don.

采集加工：8～10月采成熟果实，晒干，取种子。

性味功用：平，甘。养心安神，闰肠通便。

主治用法：神经衰弱，心悸，失眠，健忘，体虚多汗，遗精，便秘。用量：1—3钱。

2. 猪毛菜（太策尔）

Salsola collina Pall.

采集加工：8～9月当花初开放时采割全草。切段，晒干。

性味功用：平，淡。降血压。

主治用法：高血压病。用量：0.5—1两。

西芷汤代茶饮。初服小剂方，二周后如有效，可增大剂方，连服5—6个月。对早期患者效果较好。

乙. 镇痉药

1. 羚羊角（唑蒸）

采集加工：含羊的正挥取蒸。锯下角，用温水浸渍后，镑片，或铡碎，研末均可。

性味功能：寒、咸。清热辟毒，平肝熄风，降火明目，活血消肿。

主治用法：抄性传染病，高热昏迷，癫癎发狂，惊痫抽搐，如脑膜炎，大脑炎等，目赤肿痛。用方：0.3～1.5钱

注：青羚羊长角山角可代羚羊角入药，功效较差。

2. 宝盖草（楚木嘴）

Lamium amplexicaule L.

采集加工：7-8月采集含草。忆净，晒干。

性味功能：平、苦。平肝清热，接骨。

中国人民解放军西藏阿里军分区

引治用途：高血压病，动脉硬风症。用量：3—5钱。外用于
　　擦脚。

3. 刺蒺藜（察玛）

Tribulus terrestris L.

采集加工：8—10月采集果实，晒干，碾去硬刺，炒用。

性味功能：温，苦。疏肝散风，明目，引血，止痒。

治疗用途：头痛，目赤多泪，荨麻疹，乳计不下等。用量：1—2钱
　　单用治白癜风，研粉，每服二钱，每日二次。

4. 牛黄（格旺尔）

采集加工：宰牛时查肥牛，胆赘，如有从石刺割予取
　　出，去净附着囊膜，悬挂阴干。

性味功能：凉，苦，甘。清热解毒，于①等幼嫉，镇

惊痫风。

引之仰临：高热神昏谵语，抽搐，心悸风痰抽搐，痉挛
　　　　　　痉挛，神昏昏痉。用量：0.5—1分。多配丸、散
　　　　　　剂用，每可随汤剂冲服。

5. 马宝（达松恰批多）

采集加工：四季均可采集。为马胃内或胃肠间的结石。先取
　　　　　石子多呈圆球形或近似卵圆形而扁平，对表打
　　　　　白色或灰白色，有光泽，呈蜡质状，剖
　　　　　面呈层层轮状花纹，灰色，有气层，晶莹发
　　　　　亮，微臭。骡包亦可为剂，亦故同马宝。

性味功效：凉，咸。有小毒。清心化痰，镇惊祛毒。

引之仰临：高热烦躁，中恶惊风，癫痫喉痹，高热
　　　　　痉挛，惊痫痉痉。用量：0.3—1钱。配伍，

中国人民解放军西藏阿里军分区

283

散剂用。

附：羊胆、狗胆。

均有胃肠结石，采集加工、性味功效、利用保均与熊胆相近。

6. 鹰爪（藏语哥）

采集加工：猎取健康白领老鹰，取爪阴干。

性味功效：温，咸。有小毒。镇惊止痛。

利用保护：治小儿惊风。用量：1—2个。

284

主治用法：治小儿惊风。用量：1-2只。

7. 高原兔骨（白翁）

采集加工：猎取高原兔，取骨髓，日晒干。

性味功能：平，甘酸。镇惊熄风，祛风止痒。

主治用法：头昏目眩，癫痫疥疮。用量4-6钱。

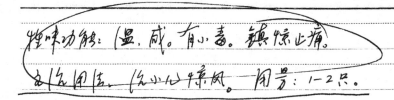

附：望月砂即兔粪。

采集加工：将收得的高原兔的粪便去净杂质日晒干。

性味功能：平，咸。明目退翳，杀虫解毒。

主治用法：肺结核，目赤翳障。用量：3-5钱。

兔脑

高原兔脑的干燥影末，治胎衣不下，催产，用量。

(1456)

0.2～1钱。

兔肺、兔眼、兔心.

取高原兔的肺阴干.治肺炎。兔眼治脊背痛。兔心治
心脏病、失眠、头晕。

（十二）芳香开窍药

1. 麝香（拉怨）

采集加工：秋、冬季捕获雄性麝后，将獐子的脐部腺节取下，去净皮毛及杂质，阴干。

性味功能：温、辛。开窍，通经活络，消肿止痛。

主治用法：惊痫昏迷，中风痰厥，癥块结聚，寒邪腹痛，痈疽肿毒，无名恶疮，跌打损伤。用量：3~5厘。多配合其它药制成丸、散剂内服或外敷。孕妇忌用。

（十三） 补养药

甲. 补气药

1. 春黄芪（藏：喝尔布）

Astragalus tibetanus Benth. ex Bge.

采集加工：7~9月采挖根部，洗净，切段，晒干。

性味功能：温，苦。补气固表，托里排脓，消肿生肌。

主治用法：表虚自汗，气虚血脱，溃烂不敛，痈疽不溃

或溃不收敛，水肿等。用量：3-5钱。

2. 膜荚黄芪（藏：冈卜润）

Astragalus membranaceus Bge.

采集加工：8-10月挖根部，洗净，切片，晒干。

性味功能：微温，甘。补气固表，托疮生肌。

主治用法：体虚自汗，脾胃虚弱及气虚下陷引起的胃下

垂，肾下垂，子宫脱垂，脱肛，久泻，慢性肾炎。

血小板减少性紫癜，白细胞减少症，贫血，肾尿

病，乳汁缺乏，月经不调，带下，痈肿疮疖及

各种神经性皮炎。用量：3—5钱或1—4两。

附：云南黄芪（富嘴尔）

Astragalus yunnanensis Fr.

采集加工、性味功能、主治用法同膜荚黄芪。

3. 佛手参（喔翁纳花）

Gymnadenia conopsea R. Br.

采集加工：9—10月挖根。去茎苗，洗净，晒干。

性味功能：平、甘、补血益气，生津止渴，理气止痛。

主治用法：病后体弱，神经衰弱，肺虚咳嗽，虚痨消瘦

乳汁缺乏，慢性肝炎、阳痿，久泻，白带，跌

打损伤，瘀血肿痛。用量：1—3钱。

4. 人参果（戳玛）

Potentilla anserina L.

采集加工：8-10月采挖根块。洗净，晒干。

性味功能：平，甘。健脾益胃，生津止渴，益气补血。

主治用法：脾虚腹泻，病后贫血，营养不良等。

用量：0.5-1两。

5. 糖芥（问托巴）

Erysimum diffusum Ehrb.

采集加工：8-9月采集成熟果实。晒干，打下种子，去杂质。

性味功能：寒，甘涩。益气养血，清热镇咳，强心，解毒。

主治用法：气虚体弱，肺结核咳嗽发热，心悸心慌，并能解毒。用量：1-3钱。

6. 狐肉（洼）

采集加工：捕猎的狐，剥去虎皮将肉悬挂通风处晾干。

性味功能：温，甘咸。温中补虚，利水解毒。

主治用法：水肿、胃痛、疥疮。用量：4-7两炖服。

附：①干燥的肝研末，兑酒服1-2钱，治胃痛、明目；

②风干的胆研粉 1-2钱冲服治胃痛；

③头骨捣碎研画兑酒服治头晕；

④肺 焙干研画. 开水冲服1-2钱，治肺炎咳嗽等。

乙. 补血药

✗ 1. 土当归（罗马 / 壹佰加五）

Notopterygium incisum Ting.

采集加工：8-10月挖根。洗净，切片，晒干。

性味功能：温，甘辛。补血调经，润燥滑肠。

主治用法：月经不调，痛经。功能性子宫出血，血虚闭经，贫血，血虚头痛，慢性盆腔炎，脱发，血栓闭塞性脉管炎，跌打损伤，肌肉关节疼痛，血虚便秘。用量：2-6钱。

② 2. 灵芝（过夏）

Ganoderma lucidum (Leyss. ex Fr.) Karst.

采集加工：为腐生真菌。全年可采。采集全部菌座。洗净，晒干。

性味功能：温，苦。滋养强壮，养心益肾。

主治用法：头晕，失眠，神经衰弱，高血压病，冠心病，

血胆固醇过高症, 肝炎, 慢性支气管炎, 哮喘,

痢疾, 风湿性关节炎; 外用治鼻炎。用量: 1-3 钱。

多用灵芝酊剂。

3. 角蒿 (乌确玛尔布)

Incarvillea younghusbandii Sprague.

采集加工: 8-10 月挖根, 洗净, 切片, 晒干。

性味功解: 温, 甘涩。滋补强壮。

主治用法: 气血缺乏, 久病虚弱, 头晕乏力, 贫血等。

用量: 1-3 钱。

4. 紫河车 (霞玛)

采集加工: 收集健康产妇的产鲜胎盘, 放入清水中漂洗,

剔除筋膜, 挑破脐带周围的血管, 挤出血

液, 反复漂洗数次, 再轻轻揉洗毛洗净

为止，放入沸水中煮至盘 浮起时取去，火烤干。

性味功能：温，甘咸。益精，补血，补气。

主治用法：体质虚弱，白细胞减少症，贫血，肺结核咳嗽盗汗，神经衰弱，心跳气促短，遗精阳痿，不孕症，子宫肌炎，慢性气管炎。

用量：1-2钱，研粉或入丸，散剂服。

5. 野牛心血（待核专查）

采集加工：四季可猎捕。将捕获的野牛立即取去带心的心脏。挂通风处阴干。

性味功能：温，咸。补血益气，强心。

主治用法：气血亏损，心跳气短，各种心脏病。

用量：1-3钱，研粉或入丸，散剂服。

丙. 补阴药

1. 羊齿天门冬（足兴色尔玛吴巴）

Asparagus filicinus Ham

采集加工：9—10月挖取根块，除去须根，洗净，用蒸笼蒸至外皮易剥离时取出，趁热剥去外皮，抽心，晒干。

性味功能：寒，甘苦。滋阴润燥，清肺止咳。

主治用法：支气管炎，痛热体虚，肺结核咳嗽，口干舌燥，肺脓疡，百日咳，咯痰带血，津枯便秘，糖尿病。用量：0.2—1两。

2. 冬虫夏草（雅垄滚布）

Cordyceps sinensis (Berk) Sace.

采集加工：6—7月挖取虫体及菌座，除去泥沙及外层粗皮，晒干。

性味功能：温，甘。补肺益肾，止血化痰。

主治用法：肺结核久嗽，咳血，咯血，虚喘，盗汗，遗精，阳痿，腰膝酸痛。用量：1-3钱。

3. 轮叶黄精（葳蕤）

Polygonatum cirrhifolium (Wall) Royle.

采集加工：8-10月挖取根茎，除净泥土及根须，趁鲜洗晒干。

性味功能：平，甘。补脾润肺，养阴生津。

主治用法：肺结核干咳无痰，久病津亏口干，倦怠乏力，糖尿病，高血压病。外用黄精浸液治疗脚癣。用量：3-6钱。

4. 阔叶参（陇唯岛志咸巴）

Adenophora lilifolioides Pax et Hoffm.

采集加工：8—10月挖取根部，洗净切片，晒干。

性味功能：凉，甘。清热养阴，润肺止咳。

主治用法：阴虚肺痿，咳嗽，气发炎，百日咳，咯痰

附：松叶沙参（轮叶沙参）黄稠，病后阴虚体弱。用量：2—4钱。

Adenophora
pinifolia Kitag. 注意：本品反藜芦。

采集加工、性味功能、主治用法、均同南沙参。

4.海韭菜（那冷门）

Triglochin maritimum L.

采集加工：6—7月采全草，洗净，切段，晒干。

性味功能：平，甘。清热养阴，生津止渴。

主治用法：热病伤阴，口干燥渴，病后虚热。

用量：2—4钱。

297

5. 禾叶墨斛（禾叶墨斛）

Eria graminifolia Lindl.

采集加工：7-8月采集全草，切段，晒干。

性味功能：寒，甘淡。滋阴益胃，生津止渴。

主治用法：热病伤津，口干烦渴，病后虚热，胃阴缺乏。用量：1～3钱。

J. 壮阳药

1. 列当（栽爪橡则）

Orobanche alsatica Kirschliger.

采集加工：6~8月采集全草。洗净，切段，晒干。

性味功能：温，甘。补肾助阳，强筋骨。

主治用法：腰酸腿软，阳痿早泄。外用泄小儿腹泄，肠炎，痢疾。用量：2~3钱；外用适量，煎汤洗脚。

2. 菟丝子（朱原琼玉）

Cuscuta chinensis Lam.

采集加工：7~10月采集全草。晒干，打下种子，去杂质。

性味功能：温，辛甘。补养肝肾，益精明目，止泻。

主治用法：腰膝酸软，阳痿遗精，尿频，头晕目眩，视力减退，胎动不安。用量：2~5钱。

3. 鸡肾草（鸡肾草）

Habenaria densa Wall.

采集加工：8-9月采集全草。洗净，晒干。

性味功能：平、甘涩。补肾壮阳。

主治用法：肾虚腰痛、阳痿，遗尿等。用量：1-3钱。

4. 雪莲花（阿拉美多）

Saussurea sp.

采集加工：6-8月采集全株，洗净，晒干。

性味功能：温，甘.微苦。补肾壮阳,调经止血。

主治用法：雪盲，肾虚腰痛，阳痿，月经不调，崩漏
带下，咳嗽痰多，风湿性关节炎；外用治创
伤出血。用量：3-5钱；外用适量，鲜品捣烂
敷患处。

5. 野韭菜子.

采集加工: 8-9月采收成熟种子, 晒干.

性味功能: 温, 辛甘. 补肾壮阳, 固精.

主治用法: 肾虚腰痛, 阳痿, 早泄, 遗精, 小便频数.
用量2-4钱.

6. 阳起石 (阳起石)

采集加工: 为硅酸盐矿石, 择去杂质, 去净砂石泥土.

性味功能: 温, 咸. 补肾壮阳. 破结消肿.

主治用法: 肾虚精冷, 子宫虚冷, 崩漏, 腹痛水肿, 腰膝痛. 用量: 1-3钱.

7. 蛤蚧 (藏巴改热)

采集加工: 捕捉后剖开胸腹, 除去内脏, 将血液抹干, 不可水洗, 用竹电撑开系好, 再用微火烘干.

性味功能：温、咸。有小毒。补肺滋肾，益精助阳，定喘止咳。

主治用法：支气管哮喘，肺结核咳嗽，咯血，阳痿等。

用量：1-2钱，多入丸、散剂服。

8. 雪蛙

采集加工：6-8月捕提。捕提后剖腹除去内脏，去净血液，不可水洗，用竹皮撑开系好，烘干。

性味功能：温，甘、咸。补肾壮阳。

主治用法：肾虚腰痛，阳痿，遗精。用量：0.5-1钱，研粉冲服。

9. 驴肾（崩吊大）

采集加工：取无病驴的睾丸和阴茎，阴干。

性味功能：温，甘、咸。补肾壮阳。

主治用法：肾虚腰痛，阳痿。用量：2-4钱，入丸剂服。

10. 狗肾 （其用大）

采集加工：取健康狗的睾丸和阴茎，晒干。

性味功能：温，酸。补肾壮阳。

主治用法：肾虚阴书冷痛，阳痿，妇女癥瘕，劳损腰痛，尿频。用量：1~3钱，内制服。

11. 野马肾 （姜用大）

采集加工：全年可捕猎。猎取后，剥取睾丸和阴茎，去油脂，晒干。

性味功能：温，甘咸。补肾壮阳。

主治用法：肾虚腰痛，阳痿。用量：2~4钱，入丸剂或研粉冲服。

12. 羊肾 （鲁用大）

采集加工、性味功能、主治用法均同狗肾。

(1456)

303

（十四）消导药

1. 莱菔子（罗卜）

Raphanus sativus L.

采集加工：种子成熟时，割取全株，晒干，打下种子，除去杂质即得。生用化痰，微炒消食。

性味功能：平、辛甘。下气定喘，化痰消食。

主治用法：胸腹胀满，食积气滞作痛，痰喘咳嗽，下痢后重。　用量：1～4钱。

附：杜萝卜。

采集加工：采收种子时，连根拔起，割去地上部分后，洗净晒干。

性味功能：平、甘。利尿，消肿。

主治用法：小便不利，水肿。用量：0.5～1两。

另：生萝卜拌蜜服，治支气管炎和热性哮喘。

2. 鸡内金（甲得龟墨布巴色尔布）

采集加工：杀鸡时取出鸡胃，趁热剥取内皮，洗净晒干。

性味功能：平、甘。健脾开胃，消食化积。

主治用法：消化不良，食欲不振，食积腹胀，小儿疳积，反胃呕吐，遗尿。用量：1-3钱。

3. 老鹰胃（甲妣波阿）

采集加工：捕获白颈老鹰后，剖腹取出胃，洗净，焙干。

性味功能：平、甘。健脾开胃，消食化积，止痛。

主治用法：胃痛，消化不良，食欲不振，食积腹胀，小儿疳积。用量：0.5-1钱，研细冲服。

4. 山刺梨（色瓦）

Pyrus pashia D. Don.

采集加工：8-10月采集根部及果实。洗净，日晒干。

性味功能：平，甘酸温。（有益健脾止利）.

引伙用法：消化不良，积食腹胀，肠鸣腹泻.

用量：3-5钱。

5. 煨青稞芽（珠江巴）

采集加工：用青稞放水中浸透七成，捞出装入筐内，上盖湿草。

每天洒水。保持一定温度，待发芽2-4公分时，取

出晒干炒焦。

性味功能：平，甘咸。消食化气，健脾开胃。

主治用法：消化不良，积食膨胀，小儿疳积。

用量 3-5钱。

（十五）固涩药

✗ 1. 金樱子（棠莫）

Roea macrophylla Lindl.

采集加工：9—10月采收成熟果实，除去毛刺，剖开，除去核子及毛绒，晒干。9-10月挖根，洗净，切化，日晒。

性味功能：果：平，甘酸。补肾固精。

根：平，甘涩。1活血散瘀，祛风除湿，外治收敛，杀虫。

叶：平，苦，外毒，消肿。

主治用法：果：肾阳虚，阳痿，高血压病，神经性头痛，久咳，自汗，盗汗，脾虚泄泻，慢性肾炎，遗精，遗尿，白带，崩漏。

根：肠炎痢疾，肾盂肾炎，乳糜尿，象皮肿，跌打损伤，腰肌劳损，风湿关节痛，遗精，月经不调，白带，子宫脱垂脱肛。外用洗烧烫伤。

叶：外用洗疮疖，烧烫伤，外伤出血。

用量：果1-5钱，根0.5—2两；叶外用适量，
鲜叶捣烂外敷患处。

2. 长筒马先蒿（露苏色尔布）

Pedicularis longiflora Rudolph var.
tubiformis (Klotz.) Tsoong.

采集加工：7—8月采集全草。洗净，晒干。

性味功能：寒，甘。生精，利水。

引火用法：遗精。水肿，耳鸣，痈肿。用量：0.5—2钱。

之枝葵
3. 逢阿雪（逢阿磨）

Polygonum periginatoris pawls.

采集加工：8—10月挖，洗净，切片，晒干。

性味功能：温、辛。温肠止痢。

之临用法：急慢性痢疾、肠炎。用量：3～5 钱。

4. 赤石脂（多来）

采集加工：为天然的一种红色多水高岭土。选择红色滑腻如脂的块状体，除去杂石、泥土。研细或水飞晒干。生用或煅用。

性味功能：温、甘涩。止泻、止血、敛疮、生肌。

之临用法：久痢滑泻、便血、崩漏、带下；外用治溃疡不敛。用量：2～8 钱；外用适量，研粉敷患处。

（十六）驱虫药

1. 贯仲（棘木卜赵蓉）

Polystichum squarrosum Fee.

采集加工：7-9月挖取根状茎，除去须根泡叶及须根。切也。晒干。生用或炒用。

性味功能：凉、苦。有小毒。清热解毒，止血杀虫。

之（刻用法：预防麻疹，流行性感冒、感冒、流行性乙脑型脑炎。治流行性感冒、痢疾、子宫出血、钩虫病、虫蛔虫病、蛲虫病。用量2-5钱。孕妇慎用。

2. 窃衣（窃衣）

Torilis japonica (Hoult.) DC.

采集加工：8-9月采收成熟的果实。晒干。挖根，洗净，切也，晒干。

性味功能：温，苦，有小毒。杀虫解毒。

主治用法：果实：治肠蛔虫症。用量：0.8～1.5钱.

根：治食物中毒。用量：1-3钱.

3. 野棉花（野棉花）

Anemone rivularis Buch.-Ham.

采集加工：8-10月挖取根部，洗净，晒干。

性味功能：寒，苦。有小毒。祛风，散瘀，利湿，驱虫。

主治用法：跌打损伤，风湿关节痛，肠炎，痢疾，蛔虫病，钩虫病，蛲虫病。用量：1-2钱。捣烂敷大椎穴治疟疾，灭蝇蛆。外用适量。

4. 香茶菜（尖木革那本）

Plectranthus sp.

采集加工：8-9月采集嫩叶和茎，阴干。

性味功能：寒，甘苦。清热解毒，散瘀消肿，驱虫去翳。

主治用法：毒蛇咬伤，跌打肿痛，肋骨酸痛，疮疡，角膜炎，蛔虫腹痛。用量：0.5-1两。水煎服或水煎冲黄酒服。外用适量，鲜品捣婚载悬如.

（十七） 外用药

1. 紫堇（瓦敦木奥嗜尔）

Corydalis SP.

采集加工： 8-9月采挖根。洗净，晒干。

性味功能： 寒，苦涩。有毒。解毒，杀虫。

制法用法：① 顽癣或牛皮癣，根磨面或醋，外搽；

② 一般疮毒，根煎水频洗；

③ 毒蛇咬伤，根捣烂外敷。

2. 垂枝银莲（苏布嗜毛）

Anemone demissa Hook. f. et. Thoms.

采集加工：9月采种子和茎叶，分别碾末。

性味功能：温，麻，有毒。杀虫止痒。

制法用法：种子：治各种体癣；

叶：碾末撒布，治创伤，防腐杀菌。

外用适量，不能内服。

3. 瑞香狼毒（热加巴）

Stellera chamaejasme L.

采集加工：8-10月挖根，去毫叶，洗净，晒干。

性味功能：平，辛，苦。有毒。散结，逐水，杀虫，止痛。

主治用法：水气肿胀，咳嗽结核十疮；外用治疥癣，杀蝇，蛆。用量：3-8分；外用适量，煎水洗或研粉撒患处。

4. 大飞蓟草（拉部则美多）

Delphinium sp.

采集加工：7-8月采集全草，切段，晒干。

性味功能：寒，苦辛。有毒。杀虫止痛。

主治用法：齿龈肿痛，各种体癣，灭虱，外敷治骨折。

前水含漱，不可咽下。外用适量，禁止内服。

5. 斑蝥 （十羌巴）

采集加工：7-8月捕捉。捕捉时须带手套，以免刺激皮肤。捉佳后，放佛水中烫死，晒干。

性味功能：寒，辛。有大毒。破血散结，攻毒。

应用用法：颈淋巴结结核，皮肤顽癣，疯犬咬伤，肝癌。

用量：1-3个。炮制后水煎服或入丸、散剂服；外用适量。此药有大毒，内服宜慎，孕妇必须忌服。

6. 雄黄（东俄）

采集加工：为含硫化砷的矿石。采挖后，去除杂石泥土，研细粉。

性味功能：温，辛，有毒。燥湿，杀虫，解毒。

主治用法：惊痫，久痉，咳喘，痈疽疮毒，外用治烫蛇咬伤，神经性皮炎，黄水疮，带状疱疹，蛲虫病。用量1-4分，小儿酌减。外用适量，孕妇忌服。

7. 炉甘石（抗梅）

采集加工：为天然产的三方菱锌矿。挖去后，去净杂质。

性味功能：平、甘。明目去翳，燥湿生肌。

主治用法：目生翳障，眼结膜炎，睑缘炎，多脓，多泪，溃疡久不收口，皮肤湿疹。外用适量，不供内服。

8. 硼砂（擦拉）

采集加工：为天然产的硼砂。挖取后，将矿砂溶于沸水中，滤净后，冷却后折出结晶，取去干燥。

性味功能：凉、甘、咸。清热消痰，防腐解毒。

主治用法：急性扁桃体炎，咽喉炎，口腔炎，齿龈炎，中耳炎，

服结膜炎，汗斑。外用也多，配合其他药物研

粉搽敷患处。一般不内服。

9. 硇砂（náo shā）

采集加工：为含有氯化铵类的一种矿石。挖取后去净杂

质，生用或和醋煮干成霜。

性味功能：温，苦、辛咸。有毒。消积、软坚、化痰。

主治用法：噎膈反胃（食道癌）；外用除目翳（胬肉），痣瘤

疣赘，痈疮等。用量：1-3分。孕妇忌服。

10. 碱（谓草）

采集加工：经燃烧后的草木灰，经整片浓缩而成，主要含

氢氧化钠。

性味功能：温，辛苦。磨积化带，祛瘀消坚，中和胃酸。

主治用法：慢性胃炎，胃酸过多，外用洗癣疮，消毒。

用量：2~5分，外用适量。

11. 酒（热阿口）

采集加工：由青稞童麹发酵制成，分青稞酒和青稞白酒。

性味功能：辣、辛甘涩。和血通络，兴奋散寒，外用消毒杀菌。

效能用法：作活血散瘀、祛寒除湿、通经活络药的引导药。酒送服，有助药力发挥，有配制酊剂用。外用消毒皮肤及手术器械。

12. 大头羊血（念查）

采集加工：四季可猎捕。取鲜血盛于盆中晒干，切成2~3厘米长的小块即成。

性味功能：温，咸。活血散瘀，消毒。

效能用法：外治筋骨疼痛。酒调适量敷患处。

(1456)

内服1～2钱，酒冲服。

喷撒鲜血可作瘟毒消毒用，预防名种传染病。

附：（拉则查）黄羊血

采集加工、性味功解、主治用法，同大头羊血。

13. 麻雀粪（老小雀）

采集加工：四季可采。搜集麻雀粪去杂质。

性味功解：温，辛。消肿散结。

主治用法：慢性乳腺炎。醋或酒调，适者外
敷患处。

14. 野马油（江次鲁）

采集加工：四季可猎捕。捕获后剥皮，取脂肪置
锅内熔炼化，过滤杂质，倒入干净器

篱中、庭部。

性味功能：平、咸。祛虫止痒，滑润皮肤。

主治用法：各种皮肤病、体癣、神经性皮炎、冻伤、干裂，皮肤枯燥等。

　　单用涂敷患处。或以野马油作敷型剂，加入其他药，制成药膏外用。

　　附：骆驼油（依次鲁）、旱獭油（其伦次鲁）采集加工、性味功能、主治用法均同野马油。

15. 多托罗（多托罗暮尔布或多拖罗暮鸟吗布）

采集加工：当天冬不行不。采集成颗的白色或绿色的不行面。

性味功能，寒、甘咸。消灾退翳明目。

主治用法：结膜炎、眼病。外用选用。

16. 蜂房（章蜂）

采集加工：秋、冬采取，稍蒸，倒去死蜂，晒干，剪成碎块，炒至微黄。

性味功能：平，甘。有毒。祛风，杀虫，解毒。

主治用法：惊痫，风湿痛，牙痛，皮肤顽癣，疮痈肿毒，急性乳腺炎，淋巴结结核，头风痛，百日咳，蜂蜇肿痛。用量：1～2钱。外用适量。

（十八）其它药

1. 俄多嘎：治神经性头痛，肝炎，痔疮。

2. 库尔杂：治乳腺炎，气管炎，胸痛。

3. 薜唯果：治感冒，气管炎，高血压，外用治血肿。

4. 柱巴才尔里：养心安神，润肠通便。

5. 闹嘈尔虚如：清热解毒，治气管炎，肝炎。

6. 白阿尔达：清热解毒，气管炎，肝炎，胆囊炎。

7. 桑尔达：同上。

8. 鱼脑石：软坚散结，治胃结石，胆结石。

9. 果巴：解表发汗，治感冒发热。

10. 色玛嘎布：治遗精，尿血。

11. 甲文那布：清炎退热。

12. 辈如布久：止咳，降血压，外用促进伤口愈合。

13. 木差美多：温中散寒，治胃腹冷痛，腹胀。

(1456)

情化不良，关节痛。

14. 甲措色奇：利尿止淋。治尿路感染。

15. 窦玲（体）：治肠炎痢疾。

16. 吐着：防治感冒。

17. 育谅色尔布：防治感冒、气管炎。

18. 刺尔文：治口腔炎、鼻窦炎。

19. 赞达：清越利胆。治肝炎、胆布炎。

20. 萨给旺：外用治口腔炎。

21. 宪冈儿：治肺炎、气管炎。

22. 埃江噶：治痢疾、肺炎。

23. 埃丝：治痢疾、肠炎、消化不良。

24. 埃给旺：清越肾炎。

25. 萨阿宪：治肠炎、痢疾。

26. 帮之木布：治多皮肤病。

27. 达勒文：

(1456)

北京市电车公司印刷厂出品 七六·四

30 028. 几恕鱼尔布。

31 29. 廿贡木布。

32 30. 帮之道布。

33 31. 拍鲁。

34 32. 曲鲁。

35 33. 可拉弓查。

36 34. 昌古斯布。

37 35. 研吐。

38 36. 鲁芝吐蒲。

39 37. 研得蒙。

40 38. 查冈巴。

41 39. 厚新伯。

28 28. 重倒牛。杀虫药。

27 27. 野芰：8月采草根全草。清笑药，泣胃炎，胆木炎。

(1456)

三、（四）药用价值。

在毛主席革命卫生路线的指引下，藏医藏药同中医中药、西医西药一样，得到了很大的发展，在防病治病中，发挥着很大的作用，受到广大贫下中农牧的欢迎。通过自己多次采药调查，证明在阿里广大地区，有着种类多、分布广、藏量大的中草药，其中有一百五十多种，可供大量采集应用。临床实践也证明，应用本地的中草药配方，对于当地的常见病、多发病，如感冒、气管炎、胃炎、关节炎、肠炎、痢疾、肝炎、高血压、尿路感染、中耳炎、结膜炎等，都有较好的疗效。

但是，由于地理条件所限，药物品种不全，还不能满足当地的需要。有些系统的药物很少，甚至没有，而有些系统的药则品种多、藏量大。为了更好地发挥阿里地区中草药的

(1456)

327

作用，最好能和内地互通有无，国家收购一部分这里盛产的药物，再运送上来一些这里缺少的药物。这样，配起方来，就能治疗更多的病，使这里的药物，发挥更大的作用。

目前，阿里地区中草药不能很好发挥作用的另一个因素，是加工困难。广大贫下中农很欢迎草药。但目前的加工还很原始，很多地方是用石头对石头轧面，有些县连○铁船都没有，加工费劳力、粗糙、服用不方便。至于做丸、片、膏等剂型，更还在开始；提纯、浓缩、针剂还谈不上勘设想。因此，适当运来一些药材加工设备，建立小药厂，是非常必要的。

鉴于阿里地处祖国边疆，交通困难，运输线长，又是重要的战备前方。因此，更好的发挥本地中草药的作用，是有重要的战备意义和深远
　芝

的现实意义。而阿里的中草药，也确实将是大有可为的。